小小神农识百草

华夏文明有传人

陈凯先

陈凯先，中国科学院院士，任国家新药研究和开发专家委员会委员、中国新医药博士联谊会理事长，曾任上海中医药大学校长、中国中西医结合学会会长等职。

愿中医药文化进校园活动成为提高广大青少年学生核心素养和实现立德树人育人目标的助推剂。

——姚 捷

中医药文化进校园、进课堂，让中医药文化助力培养中小学生科学精神、提升科学素质、厚植家国情怀、增强民族自信。

—— 顾晓菁

上海市重点图书

绿 色 之 旅

小小神农
实践手本

李慧丽　著

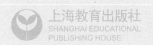
上海教育出版社
SHANGHAI EDUCATIONAL
PUBLISHING HOUSE

《小小神农实践手本》编委会

主　　　任　　恽敏霞　何美龙

常务副主任　　王维刚　王艳

副　主　任　　姚捷　李慧丽

编委会委员　　凌文婕　张彤　程志红

　　　　　　　李保卫　徐晔　庞康源

　　　　　　　杨慧玲　闵莉丽

前言

　　中医药具有深厚的文化底蕴，是中华民族传统文化的精粹，更是我国优秀传统文化传承发展的重要载体。习近平总书记在二十大报告中指出，要促进中医药传承创新发展。《中医药发展战略规划纲要（2016—2030年）》指出要把中医药的基础知识纳入中小学课程中。根据义务教育新课程改革的理念和要求、结合上海地区本土化中药文化资源、易于开展本土化中药文化实践调查活动、满足上海地区中小学生的实际需求，编写了本书。

　　以中药从采集到应用所需的技能和技术为主线，本书内容分为"小小采药师""小小鉴定师""小小炮制师""小小制剂师"四个模块，每个模块中涉及的古诗词、经典故事、传说可以作为弘扬我国优秀传统文化的真实情景和素材，培养学生的世界观、人生观和价值观；每个模块中涉及的采药、鉴定、炮制、制剂的方法和技能可以作为大概念教学、大单元教学、融合课程教学的案例和素材，让学生进行综合性学习、跨学科学习,培养学生的核心素养,实现立德树人的育人目标。

　　本书不仅是中小学教师课后服务中医药项目课程培训的学习用书,也可以作为中小学教师开发课后服务校本课程的蓝本,还可以为中小学教师开发跨学科课程提供真实情景和素材。同时,本书为中医药特色学校进一步开发中药文化课程提供思路和方法,本书也可作为广大青少年读者认识中医药、了解中医药、熟悉中医药的科普读本,真心希望本书能成为中医药文化进校园活动的催化剂。

目录
CONTENTS

小小采药师

主题一　中药的起源和发展

🔬 探索空间

　　小区里经常看到流浪猫捉鸟、昆虫吃，在垃圾堆中找食吃……留心观察，流浪猫有时还会吃草。

　　这是因为流浪猫吃了不洁食物或感到不舒服时，就会吃草来催吐，以达到解毒的效果，即给自己治病。自我疗伤是自然界中很多生物生存的本能，你知道动物给自己治病疗伤的案例吗？与我们一起分享。

　　我分享的动物自疗案例：_____

_____

_____

_____

_____。

⚛ 信 息 窗

中药的起源

　　自然界中很多生物都有用天然材料治病疗伤的本能。人类历史有多久，人类使用天然药物的历史就有多长。古籍中记述"神农尝百草之滋味……一日而遇七十毒"，生动形象地概括了古人经过无数次有意识的试验、观察，形成了最初药物知识的实践过程。近两千年来，医学理论诞生了，在其指导下使用药物形成了药学理论，因为有不同的医学理论，所以就有了不同的药学理论，药物也就有了不同的称呼，如中药、苗药、藏药、西药等，中药就是在中医理论指导下使用的药物。

现今所知能明确指导药物使用的医学专著是《黄帝内经》。《黄帝内经》是我国现存最早的一部有完整、严谨体系的中医基础理论巨著，其中有不少中药基础理论，如"五味阴阳之用如何？曰：辛甘发散为阳，酸苦涌泄为阴……或燥或润，或软或坚，以所利而行之，调其气使其平也""寒因热用，热因寒用""盛者泻之，虚者补之"……很多国家会使用大黄药材治各种便秘，而中医认为大黄苦寒，适宜治实证、热证的便秘，如果用它治疗虚寒型便秘，一定要与补虚、温里的药物配伍使用，这时的大黄就属于中药。

🔬 体验活动

中药的起源地在中国，但只要按照中医理论使用，则不论药材来自哪里，均是中药。也就是说外国所产的药物，如果按照中医理论使用，也是中药。说一说，下面哪些中药材原产地不在中国？

冰片、番泻叶、藏红花、乳香、花椒、沉香、芦荟、砂仁、补骨脂、木香、丹参、荜拨、苏合香、肉豆蔻、檀香、马钱子、胖大海、血竭、西洋参、羌活。

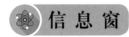 **信 息 窗**

中药典籍

我国劳动人民在与疾病作斗争的过程中积累了丰富的医药知识，并留下了很多文字资料，从药学专著中我们能看到中药不断发展完善的过程。因为中药以植物药为多，所以药学专著又称为本草典籍。

神农本草经	我国现存最早的药学专著，初步奠定了中药学理论的基础。对各种药物的主要用途、产地有详细记载，将药物分为上、中、下三品。系统总结了汉代以前的药学成就，确立了本草编写体例和内容，影响十分深远
本草经集注	全书根据药物的自然属性分为玉石、草木、虫兽、果、菜、米食、有名未用七类，是后世医药根据性质分类的导源
新修本草	我国第一部官修本草（国家药典），先于欧洲《纽伦堡药典》800余年，对世界药学发展作出了巨大的贡献。书中有较多的基源考证，出现了图文对照的排版方法，开创了药学编纂的新特色
图经本草	药种图说，附900余幅药图，是世界上迄今为止存在最早的本草图谱
经史证类备急本草	为本草图经合一的典籍，几乎包罗北宋以前的所有药学资料，而原书多已佚失，全靠本书摘引得以传世。因此本书是完整保存下来的综合本草中年代最早的一部，它几乎囊括此前的本草精华，是目前研究本草学必不可少的文献
本草纲目	将本草学推进到一个新高峰，为我国药学谱写了辉煌的一页。本书按药物自然属性作为分类基础，每药标名为纲，列事为目，名称统一，结构严谨，为自然分类的先驱，集我国16世纪以前药学成就之大成。在文献整理、品种考辨、药性理论、功效应用、医学理论和临床方面，都取得了巨大成功。在历史、地理、物理、化学等方面也有突出成就，成为16世纪中国的百科全书。17世纪传到国外译成多国文字，成为世界性重要药学文献之一
本草纲目拾遗	卷首"正误"中纠正或补充了《本草纲目》的内容，并增加了一些应用价值极高的药材，如金钱草、鸡血藤、冬虫夏草、西洋参等

体验活动

各个历史时期流传下来的本草专著非常多，难以详尽，有些是专题类本草专著，有些是地方性本草专著，它们都对中药学的发展起了推动作用。比如，金元时代的《饮膳正要》、清代的《调剂饮食辨》属于食疗本草，元代的《种药疏》是关于种植药材的技术和方法，唐代的《蜀本草》和明代的《滇南本草》是地方性本草专著，清代的《植物名实图考》和《植物名实图考长编》是植物学方面具有较高科学价值的专著，也是考证药用植物的重要典籍。你还知道哪些本草专著？说一说它们的特色。

信 息 窗

中药学的发展

中药学是专门研究中药基本理论和介绍各种中药来源、采制、性能功效及应用方法等知识的一门学科，是我国医学的重要组成部分。同中医学一样，中药学的发展也经历了长期的实践过程。药学的正式文字记载可追溯至公元前一千多年，每个时代都有其成就和特色，历代相承，日渐丰富完善。中药学的发展可划分为七个阶段。

第一阶段（周、秦时期）	药学已略具规模。一些文献资料已记载有动植物药材和中药方剂，有些还沿用至今
第二阶段（西汉、东汉时期）	本草学是学医的必修学科，药学专著记载药学基本理论，所载内容至今大多习用。

（续表）

第三阶段 （三国、晋、南北朝时期）	药物应用种类大幅增长，开始关注药材生态条件和生药形态。开创了新兴分支学科——炮炙学。中外交流增多，输入的"香药"纳入中药
第四阶段 （唐代、五代十国时期）	政权统一、版图辽阔、海外交流增进，中药材品种进一步丰富。药学著作出现图文对照的排版形式，并流传海外。中药的临床分类有了雏形。开始使用动物组织、器官及激素剂，酵母制剂已普遍应用对食物药和外来药有专门研究
第五阶段 （宋、金、元时期）	用药数有较大幅度增加。重视道地药材生产和药材质量规格检查。制定了中药制剂规范，对药物配伍禁忌进行了总结。研究整理了大量经史文献中有关药学的资料，保存了宋以前许多本草资料的内容。注重对药物药效机理的探讨，记录了少数民族的食疗方药，首次记载了蒸馏法制酒的工艺
第六阶段 （明、清时期）	对古代本草学进行了全面的整理和总结，创立了当代最完备的药物分类系统，综合了多学科知识，并传播到海外。陆续引进了一些外来药，出现了药物的有效成分提取
第七阶段 （新中国成立后）	继承整理药学遗产，培养中药人才，建立中药研究机构和种植基地。进行中药资源普查，整理编著具有特色的药学专著和地方药志。制定药物质量控制标准。发掘流传于民间且行之有效的方药。因为中药生产技术的发展，中药产量和质量都有所提高。中药加工技术、炮制工艺和剂型改进等都有较大进展。中药学有了前所未有的蓬勃发展

体验活动

　　我国医药学源远流长，内容浩博，虽然中药学的发展取得了较大的成就，但要继承与发扬，还要不断总结经验，发挥多学科的力量来发展中药科学，还有许多工作要做。结合时代发展背景，谈一谈你对中药学传承发展的想法。

🎓 课后天地

　　明代李时珍在参阅经史百家专著和历代 800 多种本草的基础上，通过长期的实地考察、采访和临床实践，采用多学科综合研究的方法，历经近 30 载编写了医学巨著《本草纲目》。观看影片《李时珍》，撰写观后感。

主题二　中药药名文化

🔬 探索空间

　　我们知道土豆就是马铃薯,但是除了马铃薯这个名字外,在一些地区土豆还叫薯仔、洋芋、山药蛋、地蛋等,食物中类似这种同物异名的还有很多。除了同物异名,还存在食物名相同但不是同一种食物的问题,即同名异物。比如,地瓜不仅是豆薯的别称而且还是红薯的别称。你知道下面几个食物的其他叫法吗?说一说,同物异名、同名异物会给我们生活带来什么影响?

　　豆角:＿＿＿＿＿＿＿＿＿＿;西红柿:＿＿＿＿＿＿＿＿＿＿;

　　红薯:＿＿＿＿＿＿＿＿＿＿;丝瓜:＿＿＿＿＿＿＿＿＿＿;

　　笋瓜:＿＿＿＿＿＿＿＿＿＿;地瓜:＿＿＿＿＿＿＿＿＿＿。

　　食物同物异名、同名异物现象带来的影响:＿＿＿＿＿＿＿＿＿

＿＿＿＿＿＿＿＿＿＿＿＿＿＿＿＿＿＿＿＿＿＿＿＿＿＿＿＿＿＿＿

＿＿＿＿＿＿＿＿＿＿＿＿＿＿＿＿＿＿＿＿＿＿＿＿＿＿＿＿＿＿＿

＿＿＿＿＿＿＿＿＿＿＿＿＿＿＿＿＿＿＿＿＿＿＿＿＿＿＿＿＿＿。

⚛ 信 息 窗

　　通过对中药药名相关知识的学习,明白药材基源考证的重要性,了解中药自然性、人文性、民俗性等特征，对进一步了解中药文化、传承发展有重要意义。

药名的自然性

中药名形形色色，非常有趣，如王不留行、车前草、益母草、牛膝、冬虫夏草、夏枯草……这些药名看起来与药物疗效之间没有太大的关系。那么，为什么会这样命名的呢？

中药的名称来源有多种，有的是根据产地和功用，有的是根据形色或气味，有的是根据生长特性或药用部位。比如，川芎、川贝主产于四川，杭菊、浙贝产于浙江，广陈皮、广藿香产于广东，均因主产地而得名；防风能治诸风头痛，沉香可降气，益母草能治妇科病，这些是根据功用命名的；人参、牛膝、七叶一枝花，这些药名中具有植物的形态特征；白芷、黄连、紫草、丹参等因色泽而得名；木香、茴香、鱼腥草具有特殊气味；甘草、苦参、细辛因味而得名；夏枯草在夏季枯萎，忍冬藤经冬不凋，这是因生长特性而得名。还有的与入药部位有关，如冬虫夏草、玫瑰花、木瓜、桂枝、丹皮等。由此看出，中药名最初源自古人对自然的感性认知。

体验活动

连一连，下面这些药材的名称与什么有关。

功用　　　　　　　　　路路通

　　　　　　　　　　　黄柏

形态特征　　　　　　　银杏叶

　　　　　　　　　　　泽泻

入药部位　　　　　　　青黛

　　　　　　　　　　　远志

颜色　　　　　　　　　猫爪草

　　　　　　　　　　　莲房

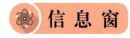 信息窗

中药名的民俗性

　　一些中药名来自民间传说。这些流传在百姓中的中药故事不仅传播了药物临床的适应症、药材的特征和使用方法，还体现了中华优秀传统文化的核心价值理念，融合了中药文化中的自然科学和人文科学。

　　中药车前草是植物车前或平车前的全草，具有清热利尿、祛痰、凉血、解毒功效，其药名有一个动人的传说。相传尧舜禹时期，江西常年发生水灾，老百姓无家可归。舜帝知情后，要禹派副手伯益前往江西治水。但是，当年夏天，久旱无雨，天气炎热，工人发昏发烧，小便短赤，病倒的人不计其数，大大影响了工程的进展，禹带医师前往工地诊治也无济于事。一天，一位老大爷捧了一把草来见禹，老大爷说："我观察到一些马匹的尿清澈明亮，饮食也好，发现它们经常吃马车前面的这种

草。我扯了这种草喂那些撒尿短赤的马，结果第二天全好了。我又用这种草熬水给工人喝，结果他们的病也好了。"禹听后十分高兴，命手下都去扯这种草来治病，患病的士兵和工人喝了这种草熬成的水后，不到两天真的就痊愈了。因为马是在马车前面吃这种草，所以就将这种药草命名为"车前草"。传说是百姓口口相传流传下来的故事，虽不能代表情节的真实性，但是车前草的功效和适应症得到了广泛的传播，这对药物的临床应用有着积极的借鉴作用。

🧪 体验活动

一些常用中药如益母草、夏枯草、茵陈、马齿苋、麻黄、甘草、丁香等，都有动人的传说或故事，说一说，这些传说或故事中传播的中药文化知识。

⚛ 信 息 窗

中药名的人文性

中药名与诗文有着诸多情缘。古代一些文学之士把中药名嵌入诗词的韵律中成为药名诗，借用药名的字义或谐音来表达情感；有些本草诗、养生诗短小精炼，但包括很多中药知识；还有些楹联，构思独特，寻味无穷。

　　下面是一首名为"地黄"的本草诗,诗虽简短,但把药材地黄的适宜采收季节、道地药材产区、药材的用法及功效、方剂配伍情况和药材的炮制方法等都描述得清清楚楚,语句凝练至极,朗朗上口,便于记诵。

　　　　地黄气禀仲冬行,怀庆携来大有名。
　　　　温可养荣宜用熟,寒能凉血只宜生。
　　　　拌同姜酒脾无泻,食共萝卜发变更。

🧪 体验活动

　　古人将中药名与诗词的韵律结合,做了很多药名诗、本草诗、养生诗……学习这些诗文不仅可以获取中药知识、感受中医药文化的韵味和文学性、领略古代社会的风土人情和历史面貌,还能增强文化自信。下面是宋代大词人辛弃疾写给他久别的妻子的一首词,巧妙地运用了药名字面上的意义来表达他的相思之情,体现中国文学的双关语手法和对情感表述崇尚含蓄蕴藉的特点。词里有25味中药名,看一看,你能找出几种?

　　云母屏开,珍珠帘闭,防风吹散沉香。离情抑郁,金缕织硫黄。柏影桂枝交映,从容起,弄水银堂。连翘首,惊过半夏,凉透薄荷裳。一钩藤上月,寻常山夜,梦宿沙场。早已轻粉黛,独活空房。欲续断弦未得,乌头白,最苦参商。当归也!茱萸熟,地老菊花黄。

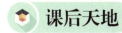

课后天地

1. 有的中药名称一看便知该药材来自植物的某个器官。比如，玫瑰花、枇杷叶分别是植物的花和叶。但是，若以为通过这种方法就可以知道药材的来源，则会发生错误，如通草、荠菜花药材不是来自植物的全草和花。通草是植物的茎髓，荠菜花是荠菜带花和果的地上部位。所以，中药名不一定能表示药用的部位，不能望文生义地理解中药的名称，需要仔细查证药材来源。查阅相关资料。

药材的来源

中药名	药物来源
女贞子	
瓦楞子	
天葵子	
海金沙	
穿破石	
补骨脂	
五灵脂	

2. 中药来自自然，因种类繁多，长期以来存在同名异物、一药多源的现象，即同一个中药名，可能来自多个生物品种；有些药材还有同物异名现象，即药名不同，但可能都来自同一品种。查阅相关文献，分别举出中药中同名异物和同物异名的案例。

主题三　中药基础理论

🔬 探索空间

　　在日常饮食生活中，根据气候的变化，选择食材有一定的取向性。比如，夏季天气炎热，气温高，就会食用一些寒凉性食物，以清热解暑。到了天气寒冷的冬季，我们就会吃温热的食物，以驱寒保暖；如果吃了较多寒凉性的水果、蔬菜，轻则会引起胃痛，腹胀，重则导致身体素质下降，造成疾病频发。根据寒凉、温热属性，给下面食物进行分类。

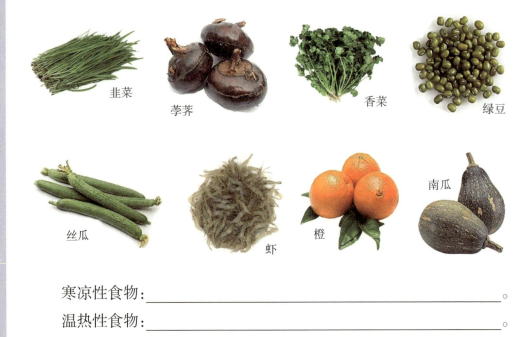

韭菜　　　荸荠　　　　　　香菜　　　　　绿豆

丝瓜　　　　　虾　　　橙　　　南瓜

寒凉性食物：＿＿＿＿＿＿＿＿＿＿＿＿＿＿＿＿＿＿＿＿＿。

温热性食物：＿＿＿＿＿＿＿＿＿＿＿＿＿＿＿＿＿＿＿＿＿。

🔬 信息窗

中药基础理论是在长期用药实践中产生、发展起来的，两千多年来在中药的应用方面起着巨大的指导作用。中药理论的基本架构以四气、五味、归经、升降浮沉、毒性、配伍等内容为核心。

中药的四气五味

四气是指药物寒、热、温、凉四种性质，最早见于《神农本草经·序列》"药……又有寒热温凉四气"。宋代《本草衍义》首次提出"寒热温凉，是药之性"，故"四气"又称"四性"。四气与病症寒热相联系，"寒者热之，热者寒之"是中药根据其药性应用于治疗疾病的重要治则，如寒凉药可清热、解毒、泻火而治热症，温热药温中、散寒、助阳而用于寒症。四气是从"寒热"角度反映药物作用的性质和作用倾向，而具体药物的寒热又与各自的功用特点密切相关。比如，同属热药，附子的热与干姜的热有很大不同；同属寒药，石膏的寒与黄连的寒也完全不同。

五味来自药物的真实滋味和药物作用两方面。五味最初是依据药物和食物的真实滋味确定为"酸、甘、苦、辛、咸"，因"入口则知味，入腹则知性"，古人很自然地将滋味与作用联系起来，用味来解释药物的作用。但是，有些药物的作用很难用品尝滋味的方法来解释，因而采用根据作用来确定其"味"的方法。例如，药材葛根和皂角刺并无辛味，但前者有解表散邪的作用，常用于治疗表证；后者有消痈散结作用，常用于痈疽疮毒初起或脓成不溃之证。两者皆与"辛能散、能行"有关，故皆标为辛味。随着用药实践的发展，对药物作用的认识不断丰富，五味又添了淡、涩味。

🧪 体验活动

"入口则知味,入腹则知性",中药的"味"能表示药物独特的药理属性。结合生活经验体会,填写表格中与药物作用对应的药"味"。

药"味"	药物作用
	能收、能涩,有收敛固涩作用。用于口渴、大汗出、泄利等症。
	能泄、能燥,有泻下燥湿的作用。多治火热、积滞等症。
	能补、能缓、能和,有补益、缓急止痛、调和药性的作用。
	能散、能行,有发散、解表、活血行气等功效。
	能软、能下,有软坚散结和泻下作用。多用于瘰疬、痰结等证。
	能渗、能利,有渗湿利水作用,多用于水肿、小便不利等证。

⚛ 信 息 窗

中药升降沉浮

人体生理功能的正常维持依赖气机有规律升降出入,如果气机升降出入出现紊乱,身体就会发生病变。症候上会表现出向上(如呕吐、喘咳),或向下(如泻痢,崩漏、脱肛),或向外(如自汗、盗汗),或向内(如表证不解)等病势趋向;针对这种升降出入的紊乱,可用药物加以调整。能针对病情改善或消除这些病症的药物,相对来说也分别具有升降浮沉的作用趋向，这就形成了中药的升降浮沉理论。药物的这种性能可以纠正机体功能的失调，使之恢复正常，或因势利导，有助于祛邪外出。

中药升降浮沉的性能与本身的性味有关，能升浮的药物大多具有辛、甘味和温、热性；能沉降的药物，大多具有酸、苦、咸、涩味和寒、凉性。药物升降浮沉的性能除了与自身性味有关，还会受到中药炮制技术的影响。例如，药物用酒炒炮制则性升，醋炒则收敛，盐水炒则下行。在与其他药材组成的复方中，一种药物的作用趋向还可能受到其他药物的制约。可见药物的升降浮沉性质，在一定的条件下，是可以人为控制其转化的。

体验活动

升降浮沉反映了药物作用的趋向性，药效上行向外，药性往往是升浮的，药效下行向内，药性往往是沉降的。请将下列药物的功效与其作用趋向连一连。

祛风散寒

利水渗湿　　　　　　　升浮

重镇安神

涌吐开窍

消导积滞　　　　　　　沉降

止咳平喘

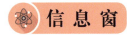 **信 息 窗**

中药的归经配伍

归经是指药物对机体某部分的选择性作用。古代医家将药物的形、色、气、味等特性作为药物归经的依据之一，《素问·至真要大论》有"酸先入肝，苦先入心，甘先入脾，辛先入肺，咸先入肾"，说明古人早已认识到药物的有效物质在体内有分布规律。归经理论具体指出了药物药效的所在，即药物疗效主要对某经（脏腑及其经络）或某几经有明显的作用，而对其他经则作用较小，或没有作用。如同属寒性药物，虽然都具有清热作用，但其作用范围，或偏于清肺热，或偏于清肝热，各有所长。将各种药物对机体各部分的治疗作用进行归纳，使之系统化，形成归经理论。归经理论是从疗效观察中总结出来的。

前人把中药发展过程中单味药的应用和药物之间的配伍总结为"七情"，即单行、相须、相使、相畏、相杀、相恶、相反。单行是指用单味药治病，所遇病情比较单纯，选用一种针对性强的药物即能获得疗效。若病情较为复杂，便需要同时使用两种以上的药物，"相须、相使、相畏、相杀、相恶、相反"就是反映药物之间的配伍关系。

体验活动

根据药物之间的配伍关系，在表格中填写对应的"相须""相使""相畏""相杀""相恶""相反"等名词。

	两种药物合用能产生毒性反应和副作用
	一种药物的毒性或副作用能被另一种药物减轻或消除
	功效有某种共性的药物配合应用时,以一种药物为主,另一种药物为辅,提高主药物的疗效
	一种药物能减轻或消除另一种药物的毒性和副作用
	性能功效类似的药物配合应用,可以增强原有疗效
	一种药物与另一药物相互作用致原有功效降低,甚至丧失药效

课后天地

1. 毒性也是药物性能之一,是药物的一种偏性,这种偏性就是"毒",以偏纠偏,这也是药物治病的基本原理。认识药物的毒性可以帮助我们理解其作用的峻厉或和缓,能根据病体虚实、疾病深浅来适当选用药物和确定用量。查阅相关文献资料,科学认识药物毒性,了解中药无毒、有毒、大毒、小毒的分类依据。

2. 临床上,中医师会视病情选择适当的中药,按照"君臣佐使"组方原则给病人开出处方。查阅资料,结合药物"七情"配伍关系,了解君、臣、佐、使药物在处方中角色分配的依据及相互间的关系。

主题四　中药道地药材

🔬 探索空间

　　我国地域辽阔、物产丰富，不同地区因气候、土壤等地理环境的不同，生产有各具本土特色的食物。比如，热带地区盛产香蕉、西瓜、甘蔗等寒凉食物，寒冷地区多盛产大葱、大蒜等温性食物，气候潮湿的地区生产的花椒、辣椒气味很浓烈。认一认，下列食物的盛产区在哪里？

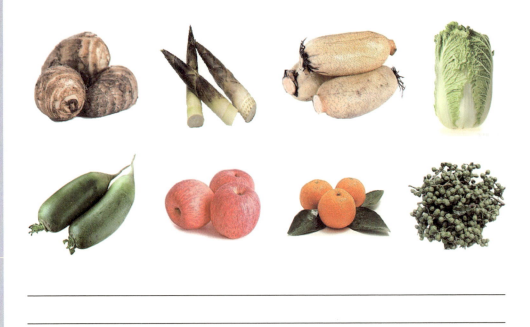

_____

_____

_____

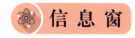 **信 息 窗**

名词解释——道地药材

道地药材又称地道药材，指地域性强、历史悠久、产地适宜、品种优良、产量较高、炮制考究、疗效突出的药材，是中国传统医学特有的现象，强调药材的产地及临床疗效，是古人评价中药材质量的一项独特标准。在经历千余年的发展后，道地药材成为真正的、最好的药材的代名词；其本身除具有医学意义外，还融入地域环境、人文思想、社会经济等因素。

道地药材形成有多方面原因，如得天独厚的自然条件，丰富的药材资源，成熟的药材生产技术等。我国领土辽阔，地跨寒、温、热三带，土壤、气候、阳光、水分等自然条件十分复杂。同一种药材由于产地来源不同，质量上有很大差异，在医疗过程中发现有的产区药材疗效好、信誉可靠，如广州产的穿心莲抗菌作用优，嘉兴产的臭梧桐降压作用强，这就逐渐成为道地药材。因为进化原因，各种植物生长发育所需要的生态条件是不一样的，有的对生长环境要求十分严格，分布范围狭小，如人参、当归、黄连等，因而成了各地区特有的道地药材。对药材质量和功效的影响是道地药材形成的本质原因。

体验活动

1. 说一说，成语"南橘北枳""孟母三迁"分别来自什么典故？你对这两个成语有什么理解呢?

2. 上海有道地药材吗? 如果有,请说出药材名称。

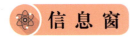

道地药材的历史性

古代医药学家对道地药材的认识来源于临床实践的不断总结,并由浅入深地形成了较为丰富的理论阐述。这一理论探索过程,大致经历了 3 个阶段。第一阶段以《神农本草经》为代表,对"道地"的认识以古国名为主,对生境含义有粗略的论述。第二阶段以梁代陶弘景所著的《本草经集注》为代表,不仅论述了古今地名的异同,而且注重药材当时的产地分布、药物的形态特征,并在本草学上首次明确地论述了道地与非道地药材对临床疗效的影响。第三阶段以著名医药学家李时珍的《本草纲目》为代表,对"道地"的论述不仅产地更明确,而且注重水、土、气象及其相互关系等整体论述,并能与气候要素相联系。

一些古籍典著的记载说明古人非常重视中药材的产地,如宋代《本草衍义》中有告诫"凡用药必须择土地之所宜者,则药力具,用之有据……若不推究厥理,治病徒费其功,终亦不能活人";中医经典专著《伤寒论》中也记载应用多种道地药材。明代,医药专著中较多地出现了"道地药材"这一名称,全国各地也相继出现了川乌、浙贝、怀地黄、辽细辛等药材名称,医生使用这些名称开处方,药商也用这些名称作广告,以标明销售的是优良的药材。

道地药材不是绝对的，一些药材的道地产地也会有变动。例如，地黄，在魏晋时代认为生长于咸阳者最佳，到明代，认为怀庆府者最好；细辛在古代原是以"陕西华阴"为道地药材，现代则以"辽宁北细辛"为主。产生这些现象的原因有：随着用药经验的积累，对不同产地药材的看法发生改变；随着各时期政治文化中心的变迁，药材来源有变化；由于引种和栽培技术的改进等。

🧪 体验活动

西红花又名藏红花，原生长于地中海沿岸，后经西藏引入我国，在上海崇明引种成功，成为上海道地药材。你能说一说西红花成为上海道地药材的原因吗？

⚛ 信 息 窗

道地药材与中医理论

道地药材是在中医实践中被发现，并被加以理论总结和指导的。如果没有中医学，中药材无从谈起，更不会有中药道地性之说。同一种植物有的会在世界各地都有分布，但在中医理论的指导下才可能具有独特功效，对于其他民族或地区而言，可能不会入药或仅作单验方流行于民间。例如，青蒿，广泛分布于亚洲、欧洲、北美洲，国外医学界认为其具有健胃、缓泄的作用，而在中医学中则用于清热解暑、止痢截疟。道地药材不仅是大自然赋予人类的宝贵资源，而且包含我国古代医药先贤的高度智慧和丰富的临床经验。

中医是道地药材产生的基础，而道地药材也是保证药材质量和优良临床疗效、辨别优质中药材独具特色的标准。例如，有个用附子治病的案例，病人第一次用江油附子，治疗立刻见效，复诊用同样的药方，但没用江油附子，病人服药后没有效果，改为江油附子后，病情又慢慢好起来了。原因是附子在很多地方都有，但四川江油是附子的道地产地。由此案例可见开的处方再好，如果药的质量不行，也很难达到预期的效果。

体验活动

一些中医药典籍中的文字论述说明道地药材是在中医基础理论上产生的。如清代《本草问答》较详细地论述了中医对道地药材的理论认识："物各有性……原其所由生而成此性也，秉阳之气而生者，其性阳。秉阴之气而生者，其性阴。或秉阴中之阳，或秉阳中之阴。"你能解释这段话的意思吗？

_____

_____

_____

课后天地

　　中药产地来源对药材质量鉴定、指导临床用药等均有重要意义，辨明正品已成为一种共识。道地药材根据不同产地来源划分为川药、广药、云药、贵药、怀药、浙药、关药、北药、西药、南药等，查阅相关资料，分别列举来自这些产区的道地药材的常见品种。

主题五　中药的采摘

🔬 探索空间

　　生活中很多食物来自植物的不同器官,如萝卜来自植物的根,土豆是植物的块茎,红薯是植物的块根,辣椒是植物的果实……我们认识已采摘好的食物,可能不认识原植物,你能找出萝卜、土豆、红薯、辣椒的原植物吗?

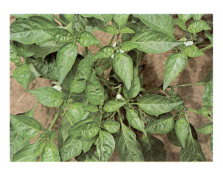

_____

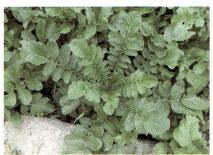

_____

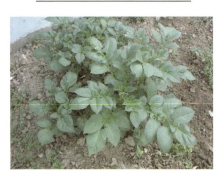

_____

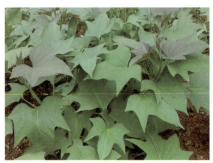

_____

信息窗

采药不仅要不怕辛苦，还需要了解基本的中药知识，准确地确定药材基源，知晓药材的采收时间和方法、在药用部位有效成分含量最多的时候进行采摘。科学采药，不浪费资源，确保药材的质量，才是合格的采药人。

采摘方法概述

中药品质的好坏与其有效物质含量密切相关，有效物质的含量多少与采收的季节和方法等有着直接的联系。植物药材在其生长发育的不同时期，根、茎、叶、花、果实等各部位所含有效成分的量各有不同，药性的强弱也有较大差异。因此，药材的采收，应该在有效成分含量最多时进行，通常以入药部分的成熟程度作为依据。每种植物药材都有一定的采收时间和方法。

根和根茎类药材一般在秋冬季节采收，此时其贮藏的营养物质最丰富，如何首乌。茎木类药材一般也在秋冬季节采收，如忍冬藤，有些四季均可采收，如沉香。皮类药材一般在春夏采收，此时植物体内浆液充沛、皮部易于剥离，并且养分和汁液丰富，如杜仲，另有些植物根皮则以秋后采取为宜，如地骨皮等。叶类药材一般在春夏植物光合作用旺盛时期采收，如艾叶，但有些特定的品种，如霜桑叶，则是在深秋或初冬经霜后采集。花类药材的采摘时间非常重要，有些在花苞或初开时采收，如忍冬，有些在花盛开时采收，如菊花，都是在其药效成分最高的阶段适时采收。果实种子类药材，除枳实、青皮等少数药材要在果实未成熟时采收果实或果皮外，一般在自然成熟时期采收。全草类药材一般在夏季茎叶茂盛时期采收，如益母草；同时，全草类药材的采收方式存在一定差异，如薄荷是割取根以上地上部分；车前草、大蓟是拔起全株连根入药。

体验活动

　　下面这些中药材（蒲公英、桑椹、猫爪草、荠菜花、络石藤、紫花地丁）适宜在春季采收，你能把图与中药名进行正确匹配吗？说一说，这些中药材来自植物的哪部分器官？

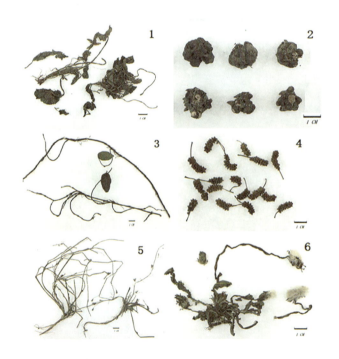

🔬 信 息 窗

上海位于我国最大河流长江口，属于冲积平原，生境复杂多样，气候温暖湿润，拥有多样的生态系统，植物种类繁多。下面以上海本土部分药用植物为实践对象，辨认常见药用植物的主要特征和药用部位，了解相应中药材的采集时间和采集方法。

中药采摘实践（一）

药材名	植物来源	采摘时间	采摘方法
桑椹	桑	4~6月	果实变红时，采收植物的果实
商陆	垂序商陆	秋季至次春	采挖植物的根，除去须根和泥沙
荠菜花	荠	4月或5月	采摘带花和果的地上部分
胡颓子叶	胡颓子	全年	采收植物的叶
络石藤	络石	冬季至次春	采摘带叶藤茎，除去杂质
蒲公英	蒲公英	春至秋季	花初开时采挖带花、果的全草
蒲儿根	蒲儿根	春、夏、秋三季	全草
鱼腥草	蕺	夏季	植物地上部分
天葵子	天葵	夏初	采挖植物的块根
金银花	忍冬	夏初	花开放前采收花蕾或初开的花

表中的药用植物辨识要点如下：

桑：落叶乔木或灌木，有乳汁；小枝上有细毛；叶为卵形，边缘有粗锯齿或各种分裂；果实为聚花果，卵状椭圆形，红色或暗紫色。

垂序商陆：多年生草本，茎常带紫红色，高1~2米；总状花序，顶生或侧生，花序下垂；果实为浆果，紫黑色。

荠：一年或两年生草本；总状花序，顶生及腋生，花小，白色，十字形花冠；果实为短角果，倒三角形，顶端微凹。

胡颓子：常绿，直立灌木；幼枝密被有锈色鳞片；叶革质，椭圆形，下面密被银白色和少数褐色鳞片；果实椭圆形，成熟后红色。

络石：常绿，攀缘木质藤本；叶对生，革质，卵圆形至卵状披针形，全缘；花冠白色，5裂；果实为蓇葖果双生，叉开。

蒲公英：多年生草本，有白色乳汁；叶基生，莲座状，倒披针形，羽状分裂或大头状羽裂；头状花序，全为舌状花，黄色；果实具白色冠毛。

蒲儿根：多年生或两年生草本；茎直立，叶基部心形，背面被白蛛丝状毛；头状花序，多数顶生复伞房状花序，舌状花和管状花均为黄色。

蕺：草本，植株具鱼腥气味；叶基部心形；花小，黄色，聚集成穗状花序，花序基部有4片白色花瓣状的总苞片。

天葵：多年生草本；三出复叶，小叶片倒卵状菱形，常3深裂；花瓣淡黄色；果实为聚合蓇葖果，开裂。

忍冬：半常绿藤本，幼枝密被柔毛；叶对生，卵形至椭圆形，有糙缘毛；花成对腋生，花冠白色，后变黄色，唇形；果实圆形，蓝黑色。

🏰 体验活动

1. 辨识药用植物

结合前面药用植物特征的描述，说出下列图片中植物的名称。

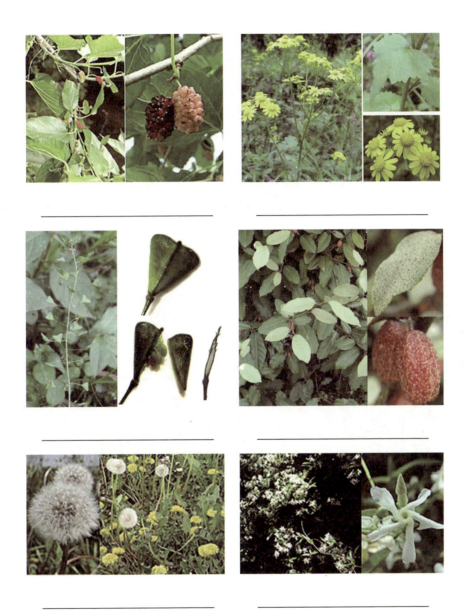

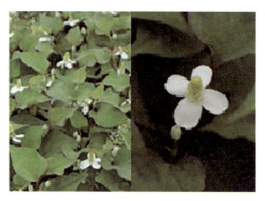

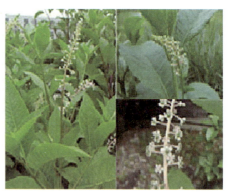

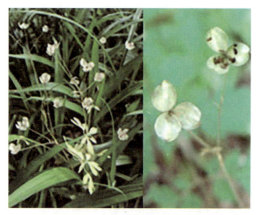

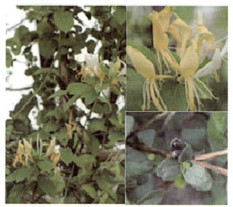

2. 识本草图

通过绘制本草图，可以记住药用植物的特征。下面是同学们画的本草图，你能认出它们是什么植物吗？野外仔细观察药用植物，绘制一幅本草图。

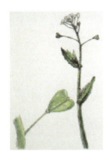
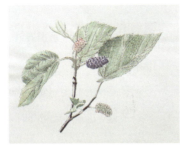
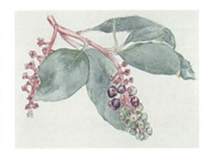

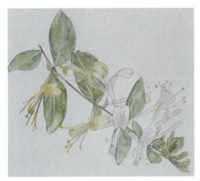
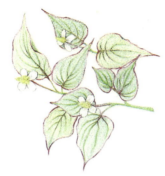
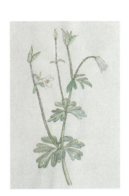

本草图的植物分别是＿＿＿＿＿＿＿＿＿＿＿＿＿＿＿＿＿＿＿＿＿。

⚛ 信 息 窗

中药采摘实践（二）

药材名	植物来源	采摘时间	采摘方法
杠板归	杠板归	夏季	开花时采割带花或果的地上部分
女贞子	女贞	冬季	果实成熟时采收
合欢花	合欢	夏季	花开放时择晴天采收，或花蕾形成时采收

（续表）

药材名	植物来源	采摘时间	采摘方法
野老鹳草	野老鹳草	夏、秋两季	采割地上部分
薄荷	薄荷	夏、秋两季	茎叶茂盛或花开至三轮时,选晴天采割地上部分
益母草	益母草	夏季	茎叶茂盛、花未开或初开时采割地上部分
车前草	车前	夏季	采挖全草
艾叶	艾	夏季	花未开时采摘植物的叶
鸭跖草	鸭跖草	夏、秋两季	采收地上部分
枸骨叶	枸骨	秋季	采收植物的叶

表格中的药用植物辨识要点如下：

杠板归：攀缘草本；茎和叶柄有倒生的钩刺；叶片近三角形，盾状，托叶近圆形，穿茎。

女贞：常绿小乔木；叶对生，革质，卵形，两面无毛；圆锥花序顶生，花白色，几无柄；果实肾形，深蓝黑色，成熟时呈红黑色，被白粉。

合欢：落叶乔木，嫩枝和花序被短柔毛；二回羽状复叶；头状花序于枝顶排成圆锥状，花粉红色，花萼管状。

野老鹳草：一年生草本，密生细柔毛；花瓣5片；蒴果具长喙，成熟时由下向上开裂，反卷。

薄荷：多年生草本，有香气；茎有侧生细毛或近无毛，叶长圆形；轮伞花序，花白色。

益母草：一年或多年生草本；茎下部叶卵形，掌状3全裂，向上渐窄；花序上的叶线形或线状披针形，轮伞花序腋生，小苞片刺状，花冠粉红至淡紫红色。

车前：多年生草本，无毛或稍有短毛；叶基生，宽卵形至椭圆形，全缘或有波状齿，叶柄和叶片几乎等长；穗状花序细圆柱状，花冠白色。

艾：多年生草本，茎有白色细软毛；叶卵形，3～5深裂或羽状深裂，边缘有不规则锯齿，下面密生白色毡毛。

鸭跖草：一年生草本，茎多分枝，基部匍匐，株高20～60厘米；总苞有柄，对折，花蓝色，两侧对称。

枸骨：常绿灌木或小乔木；叶片厚革质，四角状长圆形，具尖硬刺齿，先端刺齿常反曲，两侧各具1～2刺齿；果球形，成熟后鲜红色。

体验活动

1. 辨识药用植物

结合前面药用植物特征的描述，说出下列图片中植物的名称。

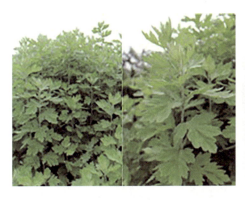

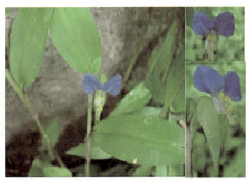

_____ _____

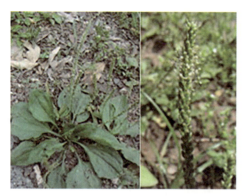

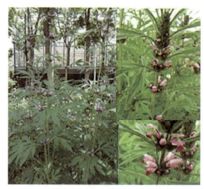

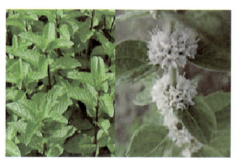

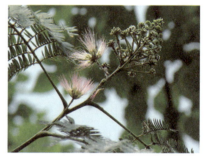

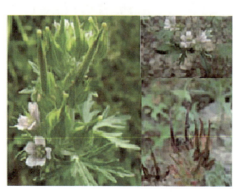

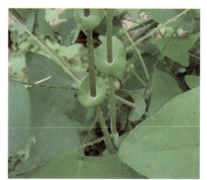

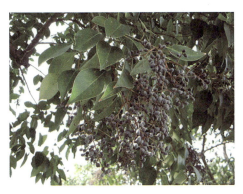 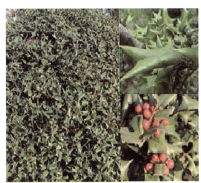

2. 识本草图

下面是同学们画的本草图，说一说本草图中植物的名称，野外仔细观察这些药用植物，绘制一幅本草图。

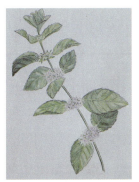 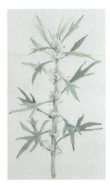 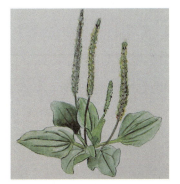

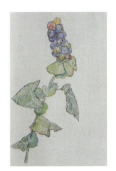 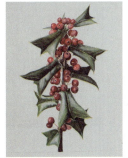 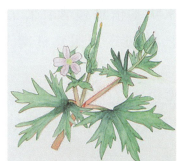

本草图里的植物分别是＿＿＿＿＿＿＿＿＿＿＿＿＿＿＿＿

＿＿＿＿＿＿＿＿＿＿＿＿＿＿＿＿＿＿＿＿＿＿＿＿＿。

课后天地

制作药用植物标本 植物药在采集的同时，需要进行植物凭证标本的制作，以备后面对药材的基源进行鉴定。在野外对本土药用植物进行实践调查，并制作一份药用植物标本。制作方法：

一、材料准备

标本夹、枝剪、吸水纸、针、线、双面胶、笔、标本纸、标签纸。

二、具体步骤

1. 采集标本，小的草本植物一般采集全株（含根），较大的植株选取部分，最好有花或果实，挂上号牌，写上序号；

2. 适当修剪标本，压入有吸水纸的标本夹，扎紧固定；

3. 定期更换干燥的吸水纸，在换纸的同时须整理标本，一般一天一次；

4. 标本完全干燥后，缝制在标本纸上，并粘贴采集签和鉴定签。

采集签信息包含：采集地（地址、海拔等）、采集日期、采集人。

鉴定签信息包含：植物名称（中文名及拉丁学名），鉴定人。

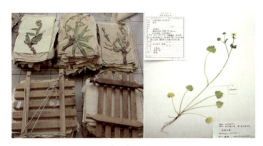

标本示例

小小鉴定师

主题一 中药鉴定概述

探索空间

辣椒是餐桌上常见的食材,它能开胃消食,暖胃驱寒、促进血液循环。虽然食用辣椒有益,但因其味辛辣,易刺激胃肠道,对一些胃肠不好、有慢性胆囊炎等人群不宜食用。随着科技的进步,辣椒品种越来越多,出现了既能保留大部分营养价值,又减少辛辣味的辣椒品种。下列哪些辣椒辛辣味强?哪些辛辣味弱?

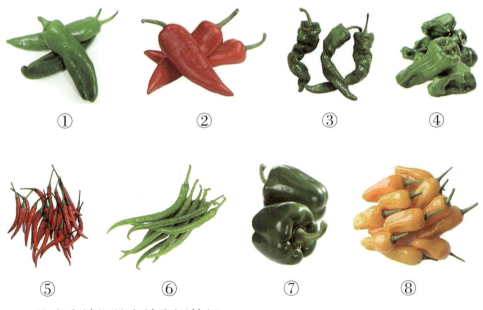

①   ②   ③   ④

⑤   ⑥   ⑦   ⑧

给表中辣椒的辛辣度评等级:

辣椒品种	辛辣度☆☆☆☆☆☆
②	
③	
④	
⑤	
⑧	

鉴定方法：＿＿＿＿＿＿＿＿＿＿＿＿＿＿＿＿＿＿＿＿＿＿＿＿

＿＿＿＿＿＿＿＿＿＿＿＿＿＿＿＿＿＿＿＿＿＿＿＿＿＿＿＿。

信息窗

中药材鉴定的意义

中药与食材一样，产区广泛，种类繁多，由于历代本草记载的地区用语和使用习惯不同，中药材的类同品、代用品不断涌现，以及同科属植物的外形相似等因素，中药同名异物、同物异名现象普遍存在，影响到药材的正确使用及临床疗效。例如，白头翁药材临床上可以治疗阿米巴痢疾，但是各地商品白头翁药材有 16 种以上不同的植物来源。根据《唐新本草》记载，正品白头翁药材应为毛茛科植物白头翁的根，而宋代《图经本草》记载的白头翁状如白薇，叶如杏叶，不是毛茛科植物的特征；属于石竹科及菊科的白头翁同名药材，均无正品白头翁抑制阿米巴原虫的作用。

中药材同名异物、同物异名的现象，会出现误种、误采、误售、误用等情况。因此，为了保证药材的真实性、疗效和用药安全，有必要对同名异物的药材进行调查研究，科学鉴定，澄清来源，并进行品质评价，制定鉴定的依据和质量标准。随着科技的发展，中药材鉴定出现了很多方法和手段，除了常用的观察药材性状的传统经验法，还有显微、化学、仪器、DNA 电泳等方法和技术。中药鉴定内容包括药材来源鉴定、饮片鉴定和药材炮制品的鉴定；除了鉴定药材的真伪，还有对药材质量的鉴定。通过本单元经验法和显微法鉴定的实践学习，让我们更关注中药资源的保护，并认识到保护中医药文化的责任。

体验活动

1. 联系生活，说一说除了中药的同名异物和同物异名，还有哪些现象也会影响药材的正确使用？为保证药材的真实性，青少年能做些什么？

2. 结合所学知识，谈一谈为什么学习中药材的鉴定会让我们更关注中药资源的保护，认识保护中医药文化的重要性。

信 息 窗

中药材鉴定——经验法

经验鉴定法主要是利用感官即用看、摸、闻、尝等方法，观察药材及饮片的形状、大小、色泽、表面特征、质地、折断现象、断面特征以及气味等。各类药材如皮类、根类、叶类等，在外形上虽有一般形态规律，但由于植物来源不同及药材所含不同化学成分等因素，性状上有一定的特异点。

在长期实践中，积累了很多用感官识别药材的经验。"看"，就是仔细观察药材的形状、大小、色泽、表面特征及断面等，并用一些简单的词语来形容。例如，观察药材外形时，常用头、身、皱、沟等词语来描述；观察断面特征时，常用心、菊花纹、车轮纹、云纹（均指断面呈现的各种纹形），朱砂点（棕红色油室），粉尘（指淀粉），霜（指析出的结晶）等词形容。"摸"，就是用手触摸药材，判断质地及折断现象，通常用硬软、结松、轻重及粉质、角质、油润、黏性等词来形容。"嗅"是直接嗅闻完整的药材，或药材剥碎、搓揉、折断时闻到的气味。"尝"是用舌尖接触药材表面，或取少量药材入口咀嚼能感觉到的味感（剧毒药尝味时要特别小心，尝后立即吐出并漱口）。

传统经验法能生动地表现药材的鉴别特征，如党参有狮子盘头，何首乌断面有云纹，苍术断面有朱砂点。传统经验法还能鉴别药材的品质。比如，丹皮以皮细肉厚、亮星多者为佳；甘草党参以味甜为佳；乌梅、山楂以味酸者为佳；黄连、黄柏以颜色越黄越苦为佳；肉桂以富含油性，香气浓，味甜辣为佳。采用传统经验法结合简单的理化实验，鉴别药材是非常简单、方便、有效的。

体验活动

认一认，传统经验法鉴别药材时，引用了许多术语来描述药材性状，形象贴切，又容易记忆。你能结合图片给"车轮纹""朱砂点""云锦纹""菊花纹""网纹""狮子盘头"等术语配对吗？

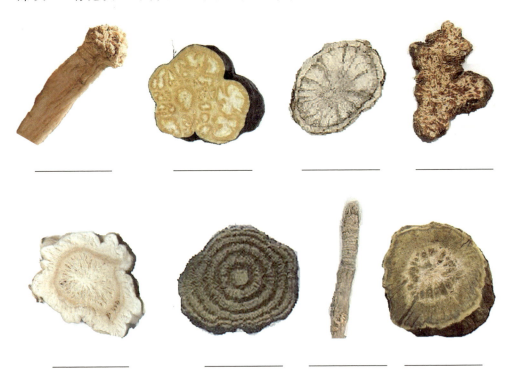

信 息 窗

中药材显微鉴定法

　　显微鉴定法主要是用显微镜来观察药材内部细胞、组织构造及细胞的后含物，并描述其显微特征。显微鉴定是一种专门技术，需要有植物解剖、植物显微化学的基本知识和显微标本片的制作技术。下面简单介绍几种显微标本片制作技术的适用对象和特点：

① 横切片永久制片 该技术主要用于药材的植物组织鉴定，使用石蜡制片。制片的方法比较复杂，需要经过固定、脱水、透明、包埋、切片、染色、封藏等过程，但优点是可以切出极薄的切片，并且保存时间长。

② 横切片徒手制片技术 该技术也是主要用于组织鉴定，但适用于临时观察的新鲜材料，用刀取材时需要技术经验，才能制得薄片。切下的薄片放在水中，再选用最薄且完整的切片置于载玻片上，加水封片。

③ 表面制片 该技术适用于观察新鲜叶片。用镊子撕取小片表皮，置于载玻片上，加水封片。

④ 水合氯醛粉末制片 适用于观察药材粉末的显微特征，是常见的一种制片方法，操作过程是：在载玻片上滴加 2~3 滴水合氯醛，加入粉末适量，搅拌均匀后置于酒精灯上加热。多次重复滴加水合氯醛、加热等步骤后，稍加冷却，再滴加 1 滴稀甘油，封片。

显微鉴定法通常用于凭性状不易识别的药材、性状相似不易区别的多来源药材、破碎的药材、粉末药材及部分中成药。本单元将结合皮类、根类、花类等药材的显微鉴定实践体验水合氯醛粉末制片技术。

体验活动

1. 提供装片，复习显微镜的使用：

拿出显微镜，检查显微镜的各部分是否完好。将低倍物镜转到载物台中央，正对通光孔；用左眼接近目镜观察，同时用手调节反光镜和聚光器，使镜内光亮适宜；把装片放在载物台上，使要观察的部分对准镜头，用压片夹固定；转动粗调螺旋，使镜筒缓慢下降，至物镜接近装片时为止；然后用左眼从镜内观察，并转动粗调螺旋使镜筒缓慢上升，直至看到物象为止；再转动细调螺旋，将物象调至最清晰。低倍物镜观察后，可使用高倍物镜进一步观察。先将要放大的部位移到视野中央，再把高倍镜转至载物台中央，对正通光孔，一般可粗略看到物象，再用细调螺旋调至物象最清晰。使用完毕，先将物镜移开，再取下装片。把显微镜擦干净，使低倍物镜转至中央通光孔，下降镜筒，使物镜接近载物台，各部分恢复原位。

2. 绘制土豆淀粉粒的显微图：

材料：土豆、解剖刀、解剖针、载玻片、盖玻片、吸水纸、清水、绘图工具、显微镜。

操作过程：载玻片上滴一滴清水，用解剖刀将土豆切成两半，拿解剖针在土豆的切断面上轻轻刮一下，再在滴了清水的载玻片上来回涂抹，盖上盖玻片，用吸水纸吸走多余的水液，赶走装片中的气泡，将装片放在显微镜下观察，找出淀粉粒，绘制其形态。

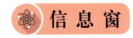 信 息 窗

中药材理化鉴定法

理化鉴定法是通过物理或化学手段对药材及其制剂中所含的主要化学成分或有效成分进行分析。由于药材中的化学成分复杂，含量又

低，所以选择的理化方法要具有速度快、灵敏度高的特点。理化鉴定方法一般取用药材的粉末或切片，也可将药材初步提纯分离后进行。

常用的理化鉴定方法包括显微化学反应、微量升华、荧光分析、泡沫反应、层析法等。显微化学反应是将药材干粉、切片或浸出液少量置于载玻片上，滴加化学试剂使其产生沉淀、晶体或特殊的颜色，在显微镜下观察。比如，胡椒粉末滴加乙醇，稍干后再滴加水，显微镜下可看到盖玻片沿边处有针状晶体析出。微量升华是显微镜下观察药材在一定温度下的升华物的形状、颜色等。比如，牡丹皮的升华物为针状或羽状牡丹酚晶体，薄荷的升华物为无色针簇状薄荷脑晶体。荧光分析是利用药材中所含某些化学成分在紫外光下产生一定颜色荧光的性质来鉴别药材的一种简易方法。通常直接取药材饮片、粉末或其浸出液在紫外光下进行荧光分析。例如，黄连饮片显金黄色荧光，香加皮水浸出液显紫色荧光。有些药材本身不产生荧光，但经化学方法处理后，在紫外光下可显现色彩。还有一些表面附有地衣或霉菌的药材也会有荧光，所以荧光分析可用于检查一些药材的变质情况。理化鉴定法常用于同名异物药材的鉴定，特别对含有不同化学成分的药材更快速简便。

🧪 体验活动

1. 显微化学反应实践

材料：胡椒粉末、载玻片、盖玻片、显微镜、乙醇、水、药匙、镊子。

操作：将少量胡椒粉末放至载玻片上，滴加乙醇，稍干后，滴加水，盖上盖玻片，放置在显微镜下观察胡椒碱晶体。

2. 微量升华实验

材料：石棉板、金属片、金属圈、载玻片、酒精灯、牡丹皮或薄荷粉末、显微镜。

操作：将金属片放在有圆孔的石棉板上，金属片上放一小金属圈，对准石棉板上的圆孔，金属圈内加入一层薄薄的药材粉末，金属圈上放一载玻片，用酒精灯对着石棉板的圆孔徐徐加热数分钟，至药材粉末开始变焦，停止加热，冷却至室温，将载玻片放在显微镜下观察结晶状升华物。

课后天地

中药材理化鉴定法中的层析法又称色谱法，是将药材浸出物进行化学成分分离和鉴别的重要方法之一。层析法有多种类型，常用的薄层层析法既可对药材的真伪做定性鉴别，又可对药材中的化学成分进行定量测定。层析鉴别中，一般选用已知成分的化学品或标准药材的提取物做对照品，经薄层展开后，用一定方法显色，被鉴定的药材如是真品，应与对照品有相同的斑点。

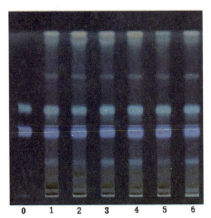

龙胆苦苷是中药秦艽的有效成分，秦艽药材中是否含有此成分可以作为药材真伪的鉴定依据，龙胆苦苷的含量也可以作为评价秦艽药材品质的依据之一。查阅相关文献，了解层析法的原理，解读鉴定秦艽药材的薄层色谱图。

主题二　中药鉴定——皮类药材

探索空间

植物的花和果实是我们辨识植物的重要依据，但有时会遇到一些植物的花非常相似，花期也重合，这种情况下我们还可以通过植物的茎皮特征来区分。以下图片来自日常生活中经常看到的一些树木，你能根据这些树木主干的树皮特征辨认它们吗？

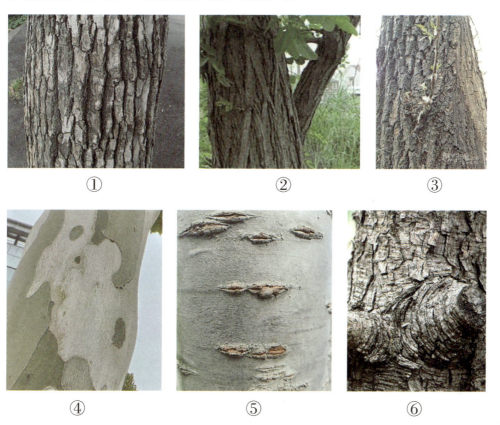

①　②　③

④　⑤　⑥

植物名称	序号	植物名称	序号
槐树		柳树	
雪松		法国梧桐	
樟树		日本晚樱	

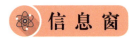 **信 息 窗**

皮类药材认识

　　树皮有很多作用，除了用于造纸、做燃料，还可以制造活性炭，做木材胶黏剂的原料，做饲料，做植物培养介质等。另外，还有不少树种的树皮因含有珍贵的药用成分，可以做中药材使用。例如，合欢树的树皮有解郁安神、活血消肿的作用，杜仲皮是壮阳、补肝肾、强筋骨、降血压的良药，老龄肉桂树的树皮有温中滋阳、散寒止痛、健脾胃的功能，是药中珍品。黄皮树的树皮含有小檗碱、黄柏碱等多种生物碱，有很强的抗菌作用，能清热燥湿，中药称为黄柏。

　　皮类药材多来自木本双子叶植物或裸子植物树干、枝条或根的形成层以外的部分，可分为树皮或根皮。比如，清热凉血、活血化瘀的牡丹皮和泻肺平喘、利水消肿的桑白皮分别为牡丹和桑的根皮；常用于燥湿消痰、下气除满的厚朴则来源于植物厚朴的干皮、枝皮或根皮。形成层的理解可以结合下图，它是使树木生长加粗的部分，向内分生木质部形成新木材，向外分生韧皮部，形成新树皮。

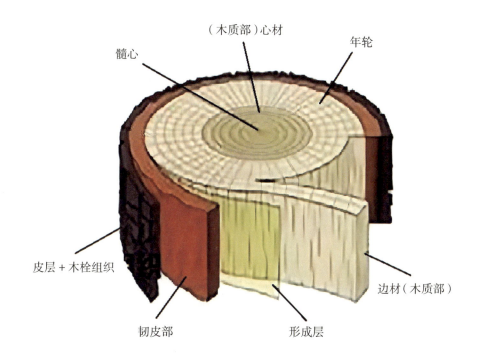

（木质部）心材

年轮

髓心

皮层＋木栓组织

韧皮部

形成层

边材（木质部）

体验活动

1. 认一认，现有下列皮类药材实物，在教师指导下说出这些药材的名称。

合欢皮、桑白皮、地骨皮、肉桂、杜仲、黄柏、厚朴、牡丹皮、秦皮。

2. 连一连，你知道以下药材来自植物的什么部位？

	冬瓜皮
树皮	厚朴
	杜仲
	牡丹皮
根皮	生姜皮
	桑白皮
	化橘红
	合欢皮
其他	黄柏
	陈皮

⚛ 信 息 窗

皮类药材鉴定——经验法

皮类药材因采集的部位、厚度及加工方法不同，可呈板片状、卷片状、槽状、筒状或双筒状，形状较不规则，蜷曲度不均一。比如，黄柏呈板片状或浅槽状；厚朴的干皮为卷筒状或双卷筒状，根皮有的弯曲似鸡肠，枝皮呈单筒状；桑白皮呈扭曲的卷筒状、槽状或板片状。

皮类药材的外表面较粗糙，有纵横的裂纹，并有不同形状和大小的皮孔，有的表皮呈鳞片状剥落，内表面常可见纵向细纹或网状皱纹。比如，合欢皮外表面密生明显的椭圆形横向皮孔；厚朴外表面有时呈鳞片状，较易剥落；肉桂内表面有细纵纹，划之显油痕；丹皮外表面有多数横长皮孔及细根痕，内表面常见发亮的晶体。

皮类药材有的易折断，有的不易折断，这与皮的厚薄及有无纤维层有关。折断面有的平坦，有的成颗粒状（示有石细胞群），有的可层层撕离（示有纤维层），有的折断时有胶质丝状物相连或有粉尘。比如，桑白皮质韧，难折断，易纵向撕裂，撕裂时有粉尘飞扬；杜仲质脆，易折断，断面可看到细密、银白色、富弹性的橡胶丝相连。

另外，有的药材具有特异的香味，如肉桂、丹皮；有的味道极苦，如黄柏。以上皮类药材的特征都可以通过看、闻、摸、尝的方法来鉴别。

体验活动

1. 用经验法鉴别丹皮、肉桂、厚朴、杜仲、桑白皮、黄柏等皮类药材特征，完成下列表格内容。

药材名称	药材来源	性味、功效	主要特征
丹皮			
肉桂			
厚朴			
杜仲			
桑白皮			
黄柏			
合欢皮			

2. 采自樟科植物川桂、天竺桂及阴香树皮的桂皮与肉桂相似，但药效不同，比较两种药材实物，说出主要区别。

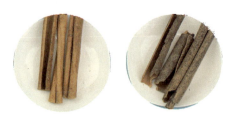

肉桂和桂皮药材的不同点：

_____

_____

_____ 。

 信 息 窗

皮类药材鉴定——显微法

皮类药材是木本植物形成层以外的部分，通常包括木栓组织、皮层及韧皮部。皮层及韧皮部有厚壁组织存在，厚壁组织根据其细胞形态不同，可分为纤维和石细胞。纤维和石细胞的形状、大小、排列形式，以及细胞壁的层纹、孔沟及胞腔等都是鉴定特征。皮类药材常有树脂道、油细胞等分泌组织和草酸钙晶体，有的石细胞中含有草酸钙晶体，有的是在细胞壁中嵌有草酸钙晶体，这些都是重要的鉴别点。

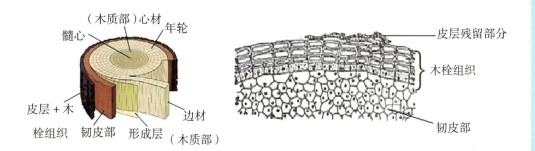

用显微法鉴定肉桂药材的案例：

在载玻片上先滴加 1～2 滴水合氯醛，然后加入少量肉桂粉末，搅拌均匀后置于酒精灯火焰上加热；重复多次（一般 2～3 次）滴加水合氯醛、加热后，稍冷却，滴一滴稀甘油，盖上盖玻片观察，可以看到肉桂药材纤维、石细胞和油细胞等特征。肉桂纤维细胞壁极厚，形状为长梭形、平直或波状弯曲，胞腔呈线形；石细胞呈类圆形或类方形，趋于等径；油细胞呈类圆形或长圆形，内含黄色油滴。

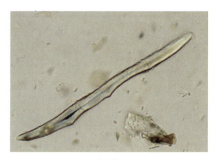

纤维

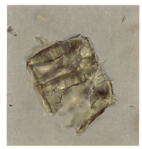

石细胞

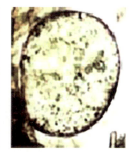

油细胞

🏛 **体验活动**

提供显微鉴定法的设备及材料，对皮类药材肉桂进行显微鉴定，并完成下列任务单。

实践内容	肉桂显微鉴定						
设备及材料：肉桂粉末、显微镜、酒精灯、水合氯醛、稀甘油、载玻片、盖玻片、吸水纸、解剖针、镊子							

知识点	肉桂药材来源：
	肉桂功效：
	性味：
	性状特征：
实践与评价	显微鉴定操作过程：
	描绘显微图（纤维、石细胞或油细胞，一种即可）：

🎓 课后天地

1. 一些皮类药材放在水中，会发生变化或产生特殊的现象，如将秦皮浸入温水中，水液在日光下可见蓝色荧光。取少许秦皮药材照此法操作，并观察。

2. 与皮类药材一样来自植物的茎，但属于木类药材，如苏木、檀香等，查阅相关资料，比较木类药材与皮类药材来源上有什么区别，若用经验法鉴别应注意哪些方面的特征。

主题三 中药鉴定——根类药材

探索空间

　　根和茎是种子植物体的主要组成部分，是维持植物个体生存的器官。根一般呈圆柱形，在土壤中生长；茎一般生于地表面上，少数生于地下。根不分节和节间，无芽、叶和花，细胞中不含叶绿体，这些都是在外部形态上与茎的不同之处。

　　不同种类的植物体在长期的历史发展过程中，受生活环境的影响，根和茎发生了一些变态。一些变态根与变态的地下茎因具有贮藏功能，外形都很肥大，一时难以分辨。联系学过的植物学知识，根据下表内容，说一说变态的根和变态的地下茎分别有哪些类型及功能特点；看一看，能否分辨我们生活中常见的一些食材属于植物的哪个器官（根或茎）？

分类	类型	功能	特点
变态的根			

（续表）

分类	类型	功能	特点
变态的地下茎			

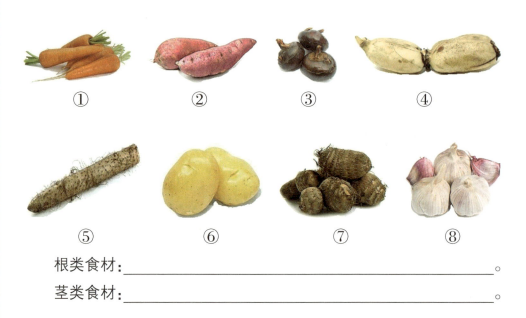

①　　　　　②　　　　　③　　　　　④

⑤　　　　　⑥　　　　　⑦　　　　　⑧

根类食材：_____。

茎类食材：_____。

🔅 信 息 窗

根类药材认识

根类药材大多取自被子植物的根。比如，补血又活血的当归药材是伞形科植物当归的根；补气升阳、固表止汗、利水消肿、解毒排脓的黄芪来自豆科植物内蒙古黄芪和膜荚黄芪的根；凉血、活血、解毒透疹的紫草是紫草科植物新疆紫草或内蒙古紫草的根，解毒消痈、润肠通便的何首乌则为蓼科植物何首乌的块根。根类药材还包括以根为主、带有部分根茎的药材；根茎即根状茎，是地下茎的一种类型。比如，补脾益气、止咳祛痰、调和药性，有"国老"之称的甘草取自植物甘草、胀果甘草或光果甘草的干燥根及根茎；被分于攻下药类别，具有泻热通便、凉血解毒作用的大黄来自蓼科植物掌叶大黄、唐古特大黄或药用大黄的根和根茎。

根类药材与根茎类药材来源不同。根类药材主要来自植物的根，或以根为主带有部分的根茎；根茎类药材则来源于植物的地下茎。地下茎的类型有根茎、块茎、鳞茎等，如黄连是植物的根茎，半夏来自植物的块茎，贝母是植物的鳞茎。

🧪 体验活动

1. 认一认，在教师指导下说出下列药材的名称。

当归、黄芪、紫草、甘草、远志、大黄、何首乌、黄连、半夏、贝母、党参。

2. 连一连，下列药材与来自植物的部位之间用线段连接起来。

根　　　党参
　　　　黄连
　　　　贝母
　　　　何首乌
　　　　黄芪
　　　　远志
茎　　　半夏
　　　　紫草
　　　　当归

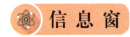
信 息 窗

根类药材鉴定——经验法

　　根类药材大多来自双子叶植物的根，经验法鉴定时要关注根的外形、表面特征和横断面。双子叶植物的根一般呈圆柱形或圆锥形，平直或稍弯曲扭转，有的有分枝，有的上端连接有短缩的根茎；表面常粗糙，有皮孔和支根痕。比如，当归药材呈圆柱形，主根表面凹凸不平，有横长皮孔，支根多扭曲，有须根痕；紫草为不规则长圆柱形、多扭曲，顶端有的可见分歧的茎残基，表面紫红色或紫褐色，质地疏松呈条形片状，易剥落。

　　很多根类药材断面具有明显的特征，这些特征是内部构造的直接体现，我们可以清楚地看见各种分层、纹路和不同形状的小点。比如，当归断面有裂隙和棕色点状的分泌腔，可见黄棕色的形成层环；大黄的断面显颗粒性，主根断面呈放射状纹理，形成层明显，没有星点，但根茎的断面有星点环列或散在，并可见宽广的髓部；何首乌的断面环列有类圆形的维管束，形成云锦状花纹。

一些根类药材还有其他独特之处可用于辅助鉴别，如当归气味浓烈，大黄清香，黄芪有豆腥气，甘草有甜味等。除了经验法，我们还可以用水试、火试等方法鉴别根类药材。比如，将紫草少许放入试管中加热，能看到试管内壁上有红褐色油滴，并产生红色气体；把远志粉末放入热水中用力振荡 1 分钟，会生成持续性泡沫，并在 10 分钟内不消失。一般鉴定法是非常实用的好方法，在实际应用时往往会综合运用各种方法。

体验活动

1. 用一般鉴定法鉴别当归、大黄、黄芪、远志等根类药材特征，完成下列表格内容。

药材名称	药材来源	性味、功效	主要特征
当归			
大黄			
黄芪			
远志			
紫草			
党参			
何首乌			

2. 鉴定大黄有效成分（蒽醌类）的升华实验

材料准备：大黄粉末、石棉网、顶针、盖玻片、酒精灯、显微镜。

操作过程：取大黄粉末少许置于石棉网上的顶针内，顶针上端覆盖盖玻片，石棉网下用酒精灯加热（装置如下图所示），冷却至室温后取下盖玻片，在显微镜下观察。

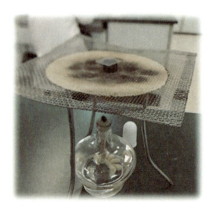

升华实验装置

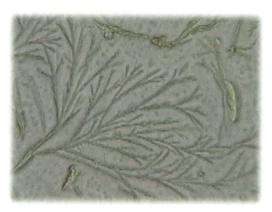

升华生成的羽毛状晶体

信 息 窗

根类药材鉴定——显微法

根类药材粉末的观察，除了无叶肉组织外，其他细胞、组织碎片都有可能见到。根类药材常有分泌组织，有的为乳管（如党参），有的是油室或油管（如当归）。根类药材中常有各种草酸钙晶体，有的为簇晶（如何首乌），有的为方晶并形成晶纤维（如甘草）。石细胞、纤维也较常见，其存在状态、颜色、形状、孔沟的疏密及胞腔的宽狭等都可作为鉴别的依据。此外木栓细胞、导管的特征，菊糖、淀粉粒的有无及形状都是重要的鉴别依据。

用显微法鉴定甘草药材的案例：在载玻片上先滴加1～2滴水合氯醛，然后加入少量甘草粉末，搅拌均匀后置于酒精灯火焰上加热；多次重复（2～3次）滴加水合氯醛、加热后，稍加冷却，滴一滴稀甘油，盖上盖玻片观察，可以看到甘草药材纤维、草酸钙方晶、导管、木栓细胞等。显微镜下草酸钙方晶多见，纤维成束，周围的薄壁细胞因含草酸钙方晶形成晶纤维，还可见有较大具缘纹孔的导管和红棕色、多角形的木栓细胞。

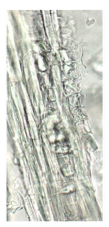
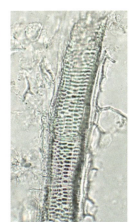

晶纤维　　　　　　具缘纹孔导管

![体验活动图标] **体验活动**

甘草鉴定——显微法

提供显微鉴定法的设备及材料，对根类药材甘草进行显微鉴定，并完成下列任务单。

实践内容	甘草显微鉴定
设备及材料：甘草粉末、显微镜、酒精灯、水合氯醛、稀甘油、载玻片、盖玻片、吸水纸、解剖针、镊子	
知识点	甘草药材来源：
	甘草功效：
	性味：
	性状特征：
实践与评价	显微鉴定操作过程：
	描绘显微图（纤维、导管或木栓细胞，一种即可）：

📖 课后天地

　　我们主要学习了来自双子叶植物的根类药材的鉴定方法，但是还有一些根类药材取自单子叶植物。结合已学的植物学知识查阅相关资料，找一找能药用的单子叶植物的根，看一看它们的外形和断面有哪些特征。

主题四　中药鉴定——花类药材

🔬 探索空间

　　花是种子植物特有的器官，具有生殖功能，使植物种族得以延续和繁衍。植物的花还有很大的观赏价值，为我们点缀和美化环境。以下分别是唐代诗人孟郊和徐凝写的两首咏花的诗：

　　　　〔唐〕　孟郊　　　　　　　　　〔唐〕　徐凝

　　家家有芍药，不妨至温柔。　　　何人不爱牡丹花，占断城中好物华。

　　温柔一同女，红笑笑不休。　　　疑是洛川神女作，千娇万态破朝霞。

　　你能知道诗中描写的是什么花吗？你认识吗？如何辨识？

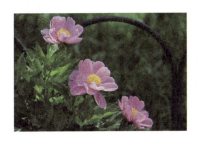 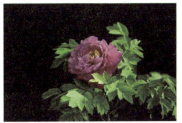

⚛ 信 息 窗

花类药材认识

　　花类药材有的采用的是未开放的花蕾，如温中降逆、治疗脾胃虚寒、呃逆呕吐的丁香和清热解毒的金银花都来自植物花蕾。有的来自花的某一部分如花瓣、花冠、柱头、花粉。比如，活血化瘀、解郁安神的西红花来自植物的柱头，化瘀止血的蒲黄是植物水烛香蒲的花粉。有的是已开放的花朵。比如，活血通经、散瘀止痛的红花采自菊科植物红花不带子房的管状花。有的是完整的花序。比如，温化寒痰的旋覆花采自菊科植物旋覆花的头状花序，散风清热、平肝明目的菊花来自菊科植物菊的头状花序。

还有的花的花蕾和开放的花朵都可入药。比如，豆科植物槐的花及花蕾都有凉血止血、清肝泻火的功效，前者药材名称为槐花，后者习称槐米；还有豆科植物合欢，其初开放的花序或花蕾均可入药，有解郁安神的作用，同样前者习称合欢花，后者习称合欢米。另外，有的花类药材以花入药为主，也会有叶、全草入药，功效相似，如菊科植物的野菊，秋季花初开放时采摘头状花序，夏、秋花盛开时也可采收地上部分，都有清热解毒、消肿、凉肝明目的作用。

体验活动

1. 认一认，在教师指导下说出下列药材的名称。

红花、藏红花、金银花、合欢花、槐花、蒲黄、丁香、旋覆花、槐米、辛夷、菊花、玫瑰花。

2. 连一连。

花蕾　　　　　　　　　　菊花

　　　　　　　　　　　　合欢花

　　　　　　　　　　　　蒲黄

柱头　　　　　　　　　　金银花

　　　　　　　　　　　　槐花

花序　　　　　　　　　　丁香

　　　　　　　　　　　　辛夷

花粉　　　　　　　　　　藏红花

　　　　　　　　　　　　槐米

花朵　　　　　　　　　　旋覆花

⚛ 信息窗

花类药材的鉴定——经验法

　　花类药材的形状比较特异，大多有鲜明的颜色和香气，所以比较容易鉴别。鉴别时先要辨明入药的部分，注意观察花的状态、全形、大小或花各部分的形状、色泽、数目、排列、有无茸毛以及气味等特征，必要时可湿润后展开观察。若是以花序入药的，要注意花序的类型及苞片或总苞的形状。比如，丁香是花蕾入药，药材外形呈研钵状，花冠圆球形，搓碎后可见众多黄色细粒状的花药，气味芳香浓烈；辛夷也是花蕾入药，药材外形呈长卵形，似毛笔头，有2~3层的苞片，苞片间有小鳞芽，苞片的外表面密被茸毛，内表面无毛。槐花采自开放的花朵，花瓣常散落，完整时可见花萼为钟状，有1片花瓣较大，近圆形，先端微凹，其余4片长圆形，花丝细长。

　　除了看、闻、摸，还可用水试、理化方法观察花类药材特征。比如，采自鸢尾科植物番红花柱头的西红花药材，可取一根放到透明玻璃杯中，往玻璃杯中冲入温水，会看到顺着西红花慢慢拉出一条黄线，水慢慢变成金黄色，药材的一端展现出小喇叭的形状。因为红花和西红花药材颜色相近，易混淆，这种水试的方法就可以将两者区分开来。

体验活动

　　1. 用经验法鉴别红花、西红花、丁香、槐花、辛夷等花类药材特征，完成下列表格内容。

药材名称	药材来源	性味、功效	主要特征
红花			
西红花			
丁香			
槐花			
辛夷			
旋覆花			
野菊花			

　　2. 理化法鉴定蒲黄药材实践：取蒲黄 0.2 g，加水 10 mL 温浸，过滤，

取滤液 1 mL，加氯化铁试液 1 滴，观察颜色变化（滤液显淡绿棕色）。

3. 玫瑰花和月季花外形相似，但功效略有不同：玫瑰花行气解郁、和血止痛，属理气药；月季花活血调经、疏肝解郁，属活血化瘀药。取两种药材实物进行观察，找出不同之处。

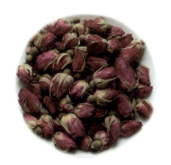 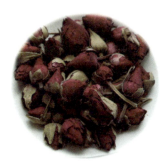

⚛ 信息窗

花类药材鉴定——显微法

花类药材的显微鉴定，可将完整的花做成制片，也可把苞片、花萼、花冠、雌蕊等分别进行制片观察。苞片、花萼要注意观察表皮气孔及茸毛；观察花冠要注意上表皮细胞和分泌组织（如油室、分泌细胞）的特点。雌蕊柱头注意观察顶端和子房壁的表皮细胞特征。花粉粒为花类药材鉴定的重要特征，需要注意其形状、大小、萌发孔或萌发沟状况、外壁构造及雕纹等。

花类粉末药材的观察，通常以花粉粒、花粉囊内壁细胞、非腺毛、腺毛为主要鉴别点，同时注意观察草酸钙晶体、分泌组织及色素细胞的特征。

　　用显微法鉴定金银花：金银花粉末用水合氯醛粉末制片后，在显微镜下可看到金银花粉末腺毛、非腺毛和花粉粒的特征。金银花药材粉末中的腺毛有两种。一种头部呈倒圆锥形，顶端平坦；另一种头部类圆形或略扁圆形。金银花药材粉末中的非腺毛有两种，均由单细胞组成：一种长而弯曲，且细胞壁薄；另一种较短而细胞壁厚，有时具有疣状突起和螺纹。金银花药材粉末中的花粉粒众多，黄色，球状，外壁具有细刺状突起，具有3个萌发孔。

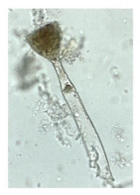 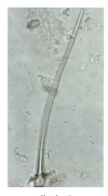 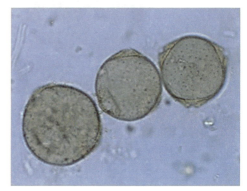

腺毛　　　　　　　　　非腺毛　　　　　　　　　花粉粒

🧪 体验活动

　　金银花药材粉末显微鉴定

　　提供显微鉴定法的设备及材料，对花类药材金银花进行显微鉴定，并完成下列任务单。

实践内容	金银花显微鉴定
设备及材料：金银花粉末、显微镜、酒精灯、水合氯醛、稀甘油、载玻片、盖玻片、吸水纸、解剖针、镊子	

（续表）

知识点	金银花药材来源：	
	金银花功效：	
	性味：	
	性状特征：	
实践与评价	显微鉴定操作过程：	
	描绘显微图（腺毛、非腺毛或花粉粒，一种即可）：	

🎓 课后天地

　　菊花药材来自菊科植物菊的头状花序，有散风清热、平肝明目的作用，生活中遇到肝火旺盛，眼睛又红又涩时，我们就会用菊花泡水喝。市场上出售的菊花有"亳菊""滁菊""贡菊""杭菊"多个品种，用一般鉴定法看看它们有什么不同。通过文献查阅，了解菊花不同品种的来源，比较其功效是否有差异。

主题五　中药鉴定——果实类药材

探索空间

1. 果实是被子植物特有的器官,包括果皮和种子两部分。果皮包被种子,有保护和散布种子的作用。果实的形成需要经过传粉和受精作用,但有的植物只经过传粉而未经受精作用,也能发育成果实,这种果实无籽。果实与我们的生活非常密切,日常生活中必需的粮食、干鲜果品都是果实,有的果实既能食用或药用,又能用于观赏。你能找出下列图片中的果实吗?

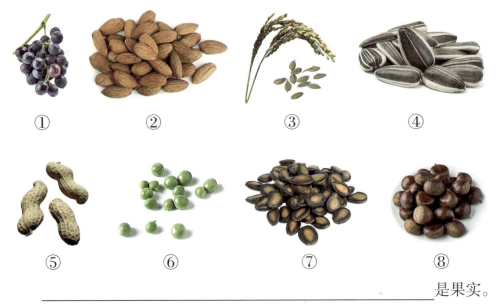

①　　　　　②　　　　　③　　　　　④

⑤　　　　　⑥　　　　　⑦　　　　　⑧

_____是果实。

2. 果实的类型有很多,分类的方法也不一致。禾本科植物如稻、麦称为颖果,草莓称为聚合果,无花果是聚花果。这三种类型的果实有什么不同?依据什么分类?

颖果的特点:_____。

聚合果的特点:_____。

聚花果的特点:_____。

分类的依据:_____

_____。

⚛ 信 息 窗

果实类药材认识

果实类药材包括完整的果实或整个果穗及果柄、宿萼等,也包括来源于果实的一部分,如果皮、果核等。比如,具有祛风活络、利水通经作用的路路通来源于金缕梅科植物枫香的成熟果序;既做调味料又做药材,具有祛寒止痛、理气和胃功效的小茴香来自伞形科植物茴香的果实;有益肾固精之效的覆盆子来源于蔷薇科植物华东覆盆子的聚合果;补血滋阴、生津润燥的桑葚来自桑科植物桑的干燥果穗;温中止痛、杀虫止痒的花椒来自芸香科植物花椒的成熟果皮。

果实类药材的来源若根据药材的名称判断,往往会出错。比如,具有清火明目、散结消肿功效的夏枯草不是来源于植物的全草,而是唇形科植物夏枯草的果穗;理气宽中、行滞消胀的枳壳为芸香科植物酸橙接近成熟的果实,而不是果实或种子的外壳;有散风湿、通鼻窍、杀虫作用的苍耳子不是植物的种子，而是菊科植物苍耳带总苞的胞果。

生活中食用的是成熟后的水果，但果实类药材有的采自植物果实成熟期，如收敛固涩、益气生津、补肾宁心的五味子来源于木兰科植物五味子的成熟果实；也有的采自非成熟期，如有破气消积、化痰散痞功效的枳实来自芸香科植物酸橙的幼果；具有生津收涩作用的乌梅来自蔷薇科植物梅近成熟的果实。选择生长过程中哪一阶段的果实是依据其药用成分及其含量来确定的。

🧪 体验活动

1. 认一认，在教师指导下说出下列药材的名称。

苍耳子、夏枯草、五味子、桑葚、砂仁、枳壳、枳实、乌梅、小茴香、花椒、覆盆子。

2. 填一填

药材名	来源于植物的部位	主要功效
苍耳子		
桑葚		
乌梅		
枳壳		
覆盆子		
花椒		
夏枯草		

（续表）

药材名	来源于植物的部位	主要功效
路路通		
小茴香		
五味子		

⚛ 信 息 窗

果实类药材鉴定——经验法

一般鉴定法鉴别果实类药材要辨明入药部分，注意观察果实的类型、形状、大小、顶部、基部、表面和切断面特征，以及有无残存苞片、花萼、雄蕊及果柄等；完整的果实，要注意其所含种子的数目、形状、大小、表面特征等。果实类药材有的表面具光泽，有的被粉霜，有的有隆起的棱线，有的有凹下的油点，有的着生茸毛，这些都是鉴别的依据。

常见果实类药材的主要特征：砂仁药材有浓烈的芳香气味，外形为椭圆形或卵圆形，表面有不明显的三棱，密生有刺状的突起，里面所含的种子集结成团。路路通由多数小蒴果集合而成，为球形，小蒴果的顶部开裂，呈蜂窝状小孔，表面有多数尖刺及喙状小钝刺。夏枯草外形呈棒状，略扁，全穗由数轮至十数轮宿萼与苞片组成，外表面有白毛；每一苞片内有花 3 朵，小坚果 4 枚。小茴香是双悬果，该果实类型是伞形科植物特有的果实类型；药材有特异的香气，外形呈圆柱形，两个分果贴生，分果接合面平坦，每个分果背面有纵棱 5 条，基部有时有细小果柄，顶端有残留的花柱基部。五味子呈不规则的球形或扁球形，表面皱缩显油润，有的表面呈黑红色或出现"白霜"，果肉柔软，里面有一两个种子，肾形，种子破碎后有香气。

体验活动

1. 用经验法鉴别苍耳子、乌梅、花椒、覆盆子、枳壳等果实类药材特征，完成下列表格内容。

药材名称	主要特征	鉴定方法
苍耳子		
乌梅		
花椒		
覆盆子		
枳壳		

2. 八角茴香有温阳散寒、理气止痛的功效，但与其外形相似的莽草有小毒；虽然都来自芸香科植物酸橙的果实，但枳实是幼果，枳壳为接近成熟的果实，应用时需根据实际情况选用，因为枳实的破气消积功效强于枳壳。分别取这两对药材实物进行观察，用经验法找出不同之处。

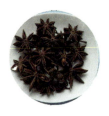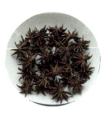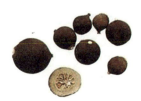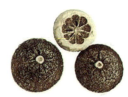

⚛ 信 息 窗

果实类药材鉴定——显微法

完整的果实一般包括果皮和种子两部分，观察果实的构造通常以观察果皮构造为主。有的果皮能明显观察到外、中、内三层结构，分别称为外果皮、中果皮和内果皮。外果皮为 1 列表皮细胞，有的散在油细胞中，如五味子；有的可以看到非腺毛，如乌梅、覆盆子。中果皮为多层薄壁细胞，散布有细小的维管束，分布有厚壁组织；有的含油室，如花椒，有的散在含砂晶的细胞中，如枸杞子。内果皮变异较大，有的为一层薄壁细胞，有的分化为纤维层，如花椒，有的分化为石细胞层，如乌梅，这些都可作为鉴别依据。果实类药材如包含有种子，也应观察种皮的构造。

用显微法观察五味子粉末药材的案例：五味子粉末呈暗紫色，用水合氯醛制片法制片后在显微镜下观察，能看到果皮表皮细胞为多角形细胞，排列紧密整齐，且随处可见油细胞。种皮外层的石细胞呈多角形，多成片存在，细胞壁厚，孔沟极细密，细胞腔小，多内含棕色物质。种皮内层的石细胞呈多角形或类圆形，单个或成片存在，细胞壁较厚，纹孔较大，细胞腔比种皮外层石细胞大。

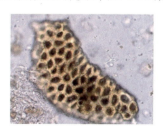

种皮外层石细胞

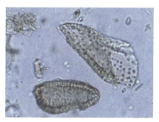

种皮内层石细胞

体验活动

五味子药材粉末显微鉴定

提供显微鉴定法的设备及材料,对果实类五味子粉末药材进行显微观察,并完成下列任务单。

实践内容	五味子显微鉴定
设备及材料:五味子粉末、显微镜、酒精灯、水合氯醛、稀甘油、载玻片、盖玻片、吸水纸、解剖针、镊子	
知识点	五味子药材来源:
	五味子功效:
	性味:
	性状特征:
实践与评价	显微鉴定操作过程:
	描绘显微图(油细胞或石细胞,一种即可):

课后天地

查阅有关植物果实内容的相关资料,了解真果、假果、干果、浆果、单果、聚合果和聚花果等名称的来源,知道果实的多种类型及其分类的依据。

小小炮制师

主题一　中药炮制概述

探索空间

　　调味料在厨房中是必不可少的。合理使用，不仅能突出、改善、增加食物的口味、外观、色泽，还能增进我们的食欲，保留、提升食物的营养。比如，夏秋季常常喝百合银耳汤，用于滋阴润燥。如加入冰糖，不但味道甘甜，还能增强润肺功效。有些调味料像冰糖一样，在烹饪过程中起重要作用，找一找，你家厨房中有哪些调味料？它们分别有什么作用？

　　我知道的调味料：＿＿＿＿＿＿＿＿＿＿＿＿＿＿＿＿＿＿＿＿

＿＿＿＿＿＿＿＿＿＿＿＿＿＿＿＿＿＿＿＿＿＿＿＿＿＿＿＿＿＿。

　　调味料的作用：

调味料名称	作用	调味料名称	作用

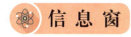 **信 息 窗**

中药炮制的意义

　　中药炮制又称炮炙、修事或修治，是根据中医中药理论，按照医疗、调配、制剂的不同要求，以及药材自身的性质，所采取的一项制药技术，是中国几千年传统文化的结晶，是我国特有的。

　　中药炮制对药物能否充分发挥临床疗效有重要意义。有的药物虽有较好的疗效，但因毒性或副作用太大，临床应用不安全，可通过炮制降低或消除药物的毒性或副作用。例如，柏子仁具有宁心安神、润肠通便的作用，如果用于养心安神，可通过去油制霜的炮制方法消除滑肠致泻的副作用。不同的药材，具有不同的性能，性味的偏盛也会带来副作用，经过炮制可以改变其性能，适应不同病情和体质的需要。又如，麻黄的辛散解表作用较强，蜜炙后不仅增强了止咳平喘作用，而且辛散作用得到缓和。中药通过配伍可以提高药材的疗效，炮制也有这样的效果。例如，蜜炙款冬花，由于蜂蜜的协同作用，可增强款冬花润肺止咳的作用。通过炮制，还可以帮助药物到达或改变作用部位。比如，大黄本来是作用于下焦的药物，酒制后能在上焦产生清降火邪的作用。有些药材有特殊气味，服用后会引起呕吐、恶心等反应，通过炮制可矫正其气味，有利于服用。中药在采收、运输过程中，难免混有沙土、杂质和霉败物品或留有非药用部位，经过严格的分离、洗刷、加热等炮制处理，可以杀死虫卵有利于贮藏，保证临床用药剂量的准确。

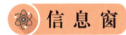 **体验活动**

明代陈嘉谟在前人的基础上，结合自己心得和经验编撰的《本草蒙筌》指出："凡药制造，贵在适中，不及则功效难求，太过则气味反失。火制四，有煅有炮有炙有炒之不同；水制三，或渍或泡或洗之弗等；水火共制者，若蒸若煮而有二焉。余外制虽多端，总不离此二者，匪故弄巧，各有意存。酒制升提，姜制发散；入盐走肾仍仗软坚，用醋注肝经且资住痛……"

这段古文的大意是＿＿＿＿＿＿＿＿＿＿＿＿＿＿＿＿＿＿

＿＿＿＿＿＿＿＿＿＿＿＿＿＿＿＿＿＿＿＿＿＿＿＿＿＿＿

＿＿＿＿＿＿＿＿＿＿＿＿＿＿＿＿＿＿＿＿＿＿＿＿＿＿＿

＿＿＿＿＿＿＿＿＿＿＿＿＿＿＿＿＿＿＿＿＿＿＿＿＿。

信 息 窗

中药炮制历史

中药炮制的起源可以追溯到原始社会，从远古时代对药材的洗净、劈块、火炙等简单加工，到后来出现的盐制、醋制、蜜炙等处理方法，都属于中药炮制内容。早期的炮制方法主要用火加工处理，所以炮制古称炮炙。随着用药经验的丰富，炮制方法早已超出用火处理的范畴，其中"炮"字代表各种与火有关的加工处理技术，而"制"则代表各种加工制作技术。下面介绍不同时期炮制技术的发展和文字记载情况。

年代	发展情况
春秋战国	出现了中药炮制品和服用前的加工方法,《黄帝内经》中有文字记载
汉代	炮制方法已非常多,炮制理论开始创立
南北朝	炮制技术有进一步发展,第一部炮制专著《雷公炮炙论》问世,对后世中药炮制的发展产生极大影响
唐代	官方编写的《新修本草》记载了包括矿物药的很多炮制方法,炮制内容更为丰富
宋代	官方编写的《太平惠民和剂局方》有专章讨论炮制技术,将炮制列为法定的制药技术,对保证药品的质量起了很大作用
明代	中药炮制发展得较为全面。陈嘉谟的《本草蒙筌》系统地论述了一些炮制辅料的作用原理,李时珍的《本草纲目》专列了"修治"一项,收载了各家炮制之法;缪希雍的《炮制大法》以制药内容为主,反映了当时的具体炮制方法,特别提出了著名的雷公炮炙十七法
清代	炮制理论进一步完善,张仲岩编写了第三部炮制专著《修事指南》
新中国成立	中药炮制业发展很快,炮制经验得到整理,制订了炮制规范,国家药典记载了中药炮制内容,出版了一批炮制专著,如《中药炮制经验集成》《中药炮制学》等。中药炮制生产规模不断扩大,设备朝着自动化、联动化方向发展。全国许多中医药研究机构开展了对中药炮制的研究

体验活动

1. 北宋时期第一部官修方书《太平圣惠方》提到中药炮制的重要性:"凡合和汤药,务必精专,甄别新陈,辨明州土,修治合度,分两无差,用得其宜,病无不愈。若真假非类,冷热相乘,草石昧其甘辛,炮炙失其体性,筛罗粗恶,分剂悬殊,虽有疗疾之名,永无必愈之效。"

这段古文的大意是＿＿＿＿＿＿＿＿＿＿＿＿＿＿＿＿＿＿＿＿＿

＿＿＿＿＿＿＿＿＿＿＿＿＿＿＿＿＿＿＿＿＿＿＿＿＿＿＿＿。

2. 中药炮制技术能降低药材的毒副作用，更好地发挥药物疗效，通过对中药炮制历史的学习，谈谈当今科技发展时代，在中药炮制技术的传承和发展方面我们能做些什么。

信息窗

中药炮制辅料

中药炮制加工过程中，会用到一些附加物料，称为辅料。辅料与药共制，能减少或消除药物毒性及副作用，改善药材性质，变更或加强药物作用的趋向，是长期实践中积累起来的用药经验。明代《本草蒙筌》中讲述了一些炮制辅料的作用："酒制升提，姜制发散，入盐走肾脏仍仗软坚，用醋注肝经且资住痛……"辅料分液体和固体，下面介绍几种常见炮制辅料及作用。

① 酒 性味辛甘、大热，穿透力强，有活血通络、引药上行及降低药物寒性的作用，又是一种良好的有机溶剂。一些药物用酒浸泡后，有效成分易于溶出，有利于疗效的提高。用于制药的酒有黄酒、白酒两大类，白酒多用于浸药，黄酒多用于炙药。

② 醋 性味苦温，能散瘀血、理气、止痛、解毒，大多数用于炮制行血和有毒的药物。也是良好的有机溶剂，能增强药材有效成分的溶解性，并可除去药物的腥臭气味。炮制主要用米醋。

③ 蜂蜜　性味甘平，有缓解急症、止痛、补中益气、矫味祛臭以及减轻毒性等作用，能与药物起协同作用，增强药物的疗效，为常用辅料。炮制常用的是经过加热炼熟的蜂蜜。

④ 麦麸　性味甘淡，能和中益脾。与一些药物共制能降低药物寒性或缓和其燥性，去除药物不良气味，增强药物疗效；麦麸还具有吸附油脂的作用，可以作一些药物的煨制辅料。

体验活动

1. 结合生活常识，说一说下面辅料在炮制中可能发挥的作用：
食盐水、姜汁、河沙、米泔水、灶心土、豆腐。

辅料	炮制的作用
	作中间体，让药材受热均匀，质地变松脆，易于粉碎和煎出有效成分
	能降低药物刺激性，温中和胃、止血、止呕，涩肠止泻
	能软坚散结，矫味祛臭，清热凉血，解毒防腐
	清热凉血，能吸附油脂，降低药物辛燥之性，增强补脾和中的作用
	解药物毒性，去除污物
	抑制药物寒性，降低毒性，增加止呕、祛痰的疗效

2. 制作姜汁辅料

生姜是一味药食同源的药材，性味辛、温，生姜汁可用作中药炮制的辅料。药材经生姜汁炮制后能抑制寒性，降低毒性，增强散寒除烦、降逆止呕的功效。制作方法：生姜汁是将鲜姜洗净切碎，置容器内加适量水捣烂，压榨取汁，残渣再加水共捣，压榨取汁，如此反复2~3次，最后所得姜汁与生姜比例为1∶1为宜。

⚛ 信息窗

中药炮制工具

中药炮制是一项复杂的科学技术工作，操作的方法有很多，所以使用的工具也是多种多样。要想制药方便、药材质量好，就需要合适的炮制工具。通过对一些炮制工具的认识可以让我们了解中药人制药的匠心精神和创新智慧。

在中药材的纯净处理过程中，筛子使用较多，有去灰的，有筛去杂质的，有筛选特定药材的……根据不同需要有多个品种和规格，材质有竹子的，也有金属的。比如，元胡药材种植在沙壤土的浅土层中，颗粒大小不一，采收时若用手工一颗颗捡拾费时费力，而将泥土和药材一起放入筛子中筛选，效率会提高很多。有些药材很坚硬，需要粉碎后才便于煎煮，如牡蛎、川贝母、羚羊角等；用于粉碎药材的工具也有很多，如石臼、铁碾船、石磨等，需根据药材的质地进行选用。采摘后的药材常带有非药用部位，专属性炮制工具就是针对特定药材设计的。比如，泽泻笼为竹篾制成的长笼，可用于除去泽泻药材表面的细须根及茸毛。中药材的加热方法有蒸、炒、煮、焙、烘、炆等多种，所以加热工具也有多样，如煎药锅用于煎煮药材，蒸药甑用于药材水蒸。药材需要被切制成一定的规格后才能制药，药材被切制的规格除了有片、段、块、丝等，还有厚薄、长短、大小、宽窄等。切制工具也有专属性，如槟榔榉和茯苓刀，槟榔榉能方便地把槟榔切成薄片，茯苓刀则易于将茯苓切成块。

体验活动

认一认炮制工具，说一说其作用。
① 去除药材灰、土的工具　　② 去除药材非药用部分的工具
③ 药材粉碎工具　　④ 药材切制工具　　⑤ 药材加热工具

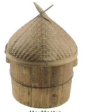

蒸药甑

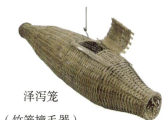
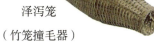

泽泻笼
（竹笼撞毛器）

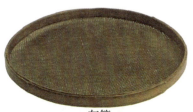

灰筛

_____　　_____　　_____

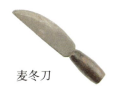

麦冬刀

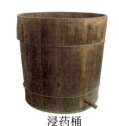

浸药桶

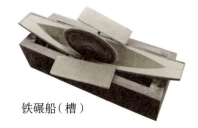

铁碾船（槽）

_____　　_____　　_____

🎓 课后天地

　　以前制药者各有独门技术，分为不同流派，不同的药帮有专门的炮药师和药工，各家都备有独具特色的炮制工具。比如，用于切制药材的切药刀的刀形都不同，操作也各异，以追求药材药效的最大发挥和炮制的效率，故药界有"见刀认帮"之说。其他用途的特种工具，也是材质不一，设计各有特色。查阅相关资料，认识炮制工具的用途。

主题二　中药炮制——净制加工

探索空间

从市场或超市买回的食材中常带有非食用的部分，除了清洗我们还需要进行适当的加工后才能烹饪。说一说下列食材在食用之前还要做哪些必要的加工处理。（如削皮、水焯、切制等）

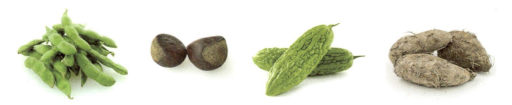

序号	加工处理方法	原因

土豆又称马铃薯，是餐桌上的常见食材，能加工成多种菜肴后食用，如土豆红烧肉、青椒土豆丝、椒盐土豆片等。说一说，为什么在做这些菜肴时，土豆要切成块、丝、片等不同的形状。

切成不同形状的原因：_____

_____。

信 息 窗

净制加工——去除杂质

药材在采收和运输过程中常常含有泥沙、杂质和霉变品，必须进行净选，才能符合用药的要求。净选后的药材只有达到药用的纯净度，才能切片、炮制、加工、调配或制剂。净选的方法有挑选、筛选、风选和洗、漂等。

挑选就是手工挑拣或用筛子、簸箕等工具交替配合，除去药材中所含的杂质或发霉变质品，使药物达到净洁，便于进一步加工处理。根据药材所含的杂质和性状大小不同，筛选时选用不同的筛或箩，将大小不等的药物用筛或箩分开，以方便炮制或加工处理。例如，半夏、天南星，药材挖取时形体大小不同，需要用筛或箩分开，以方便后期浸漂或煮制。随着科技的进步，可以用机器代替人工筛选大小不同的药材。风选是利用药物和杂质的密度不同，使用簸箕或风车，借风力将杂质清除出去，使杂质和药用部位分离，以达到纯净的目的。还有些药物常附着泥沙或盐分等杂质，筛选或风选都不易除去，这时可用水洗或漂的方法使药物洁净。例如，酸枣仁，常用水漂去核上的皮，海藻是先用水洗去附着的泥沙，再用水漂去盐分。需要注意的是，水洗和漂要掌握时间，不要让药物在水中浸漂时间过长，以免损失药效，并注意及时干燥，防止霉变。

🏺 体验活动

药材风选净制实践：簸箕是一种用竹篾、柳条或铁皮等制成的器具，若药材中混有密度不同的杂质，可放入簸箕中不停翻扬，借助风力将杂质与药材分离。通过实践，才会知道翻扬簸箕不仅需要体力，也要掌握一定的技巧。将粗加工后带有果皮、果梗等杂质的莱菔子放入簸箕内，练习翻扬，收集干净的种子。

⚛ 信 息 窗

净制加工——去除非药用部位

汉代医药学家张仲景在医疗实践中非常重视药材的修治，在其专著《金匮玉函经》中指出，药物"或须皮去肉，或去皮须肉，或须根去茎，又须花须实，依方拣采、治削，极令净洁"。有些药材来源同一植株，都可入药，但作用不同，为使疗效确切，必须分开。例如，麻黄，其茎能发汗解表，根则止汗，作用相反，所以采收茎时，根就是非药用部位，必须分离。又如，花椒果皮能温中散寒、止痛杀虫，种子则是利水平喘，与果皮作用不同，所以需要花椒发挥温中散寒的功效时，就要去掉种子。

药材采收时常会带上无药效的部位。例如，丹参、续断等根类药物，往往带有残茎；卷柏、石斛等地上茎的药材往往带有残根。还有一些花、果实、叶类药物。例如，花椒、夏枯草、桑叶等会带有非药用的枝梗，为使药物纯净，就要分别去除残茎、残根或枝梗。有些药材带有药用成分含量甚微的组织也要去除。例如，肉桂外皮上长有粗糙的木栓层，所含挥发油甚微，如不除去，调配时当成药物称取，就会影响用量的准确性。

体验活动

1. 古人用药时对药材的净制非常重视，历代文献中对枇杷叶药用前的净制方法都有记载，唐代的《新修本草》写道："凡使枇杷叶须火布拭去毛，毛射人肺令咳不已"。

这句古文表示的意义：_____

_____。

2. 水飞珍珠实践

某些不溶于水的药物所含杂质与药用部分在水中悬浮性不同，利用这一特性可去除杂质和非药用部分，得到药物细粉，这种净制方法称为水飞法。水飞法能使药物更加细腻和纯净，便于内服和外用。下面进行水飞珍珠实践体验，操作方法是：将打碎的珍珠置于研钵中，加适量清水研磨成糊状，然后加多量清水搅拌，稍停，倾出混悬液，下沉的粗粉继续研磨，反复多次，直至水液不再浑浊；将前后倾出的混悬液静置，倾去上面的清水，将所得沉淀物干燥，就得到了洁白均匀、纯净细腻的珍珠粉。

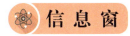 **信 息 窗**

净制加工——切制

药材净制后，通常会用一定刀具切制成片、丝、缎、块等形状，以便于炮炙、制剂、调配、储存或鉴别。切制前，干燥的药材需要用水适当处理，使其吸收一定水分后软化，再进行切制。

水处理的方法常用的有淋法、洗法、泡法、润法等。淋法适用于质地疏松的全草类药材，如薄荷、香薷等。洗法因药材与水接触时间短，又称抢水洗，处理的药材通常为质地松软、水分容易渗入，如陈皮、桑白皮等，可以洗数遍，但每次水量不宜过多。质地坚硬的药材需要用泡法，泡法受药材体积和季节等因素的影响，体粗质重的药材比体小质轻的药材泡的时间长一些。淋法、洗法、泡法处理后，软化程度仍达不到切制要求的，就需要用润法配合处理，如大黄、何首乌等。润法的操作是将浸湿的药材置于一定容器中，以物遮盖，使外部的水分徐徐渗入药材内部。

根据药材质地、形态和用药要求等，药材切制成的饮片有不同的类型。质地致密、坚实的，宜切成薄片，如槟榔、当归；质地松泡、粉性大的，宜切成厚片，如山药、天花粉。药材形态细长，有效成分容易煎出的可切成一定长度的段，如木贼、麻黄等。皮类药材和宽大的叶类药材，如黄柏、荷叶等，可切制成一定宽度的丝。为突出药材鉴别特征，或为了饮片外形的美观等，根据不同情况还可选择切制成直片、斜片等，如大黄、黄芪、桂枝、桑枝等。需要注意的是，药材经水处理切成饮片后含水量很高，必须及时干燥，避免直接影响药材的质量。

🧪 体验活动

说一说，下列药材分别属于哪一种形状的饮片。

丝条状　直片　厚片　薄片　块状　段状　斜片　极薄片

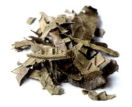 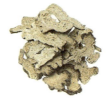 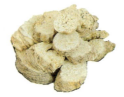 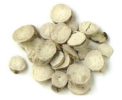

_____　_____　_____　_____

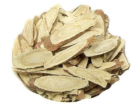 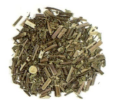 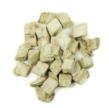 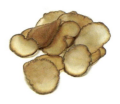

_____　_____　_____　_____

🎓 课后天地

　　中药饮片的切制需要耐心和匠心，只有切制出合格的饮片才能激发药材的药性。"白芍飞上天，木通不见边，陈皮一条线，半夏鱼鳞片，肉桂薄肚片，甘草柳叶片，桂枝瓜子片，枳壳赛纽袢，川芎似蝴蝶，泽泻如银圆，凤眼鸡血藤，乌眼胡黄连，麻黄鱼子样，槟榔一百零八片……"这是历代中医药工遵循的切制标准。在可切制的药材中，种子类药材槟榔是最难切的，需要"鬼斧神工"般的切制技艺，才能将大如枣、硬如石的槟榔切出 108 片薄如蝉翼、片片见边、随风飘舞的合格饮片。能传承的有上海童涵春堂"半夏鱼鳞片"的切制技艺。通过调查或查阅相关资料，了解这一技艺的切制方法及技艺的传承情况。

主题三 中药炮制——炒法

探索空间

　　大米的食用方法有多种，除了加水蒸煮成米饭和稀粥之外，还可以使用炒法做成炒米食用。查阅资料了解炒米的制作方法，实践操作后回答以下问题：①原料同为大米，炒制后食用与用水蒸煮后食用有什么不同？②要炒制出有香气适宜食用的炒米，操作过程需要注意哪些因素？

　　炒米的食用功效：_____
_____。

　　炒米的制作方法：_____
_____
_____。

　　炒米制作过程的注意事项：_____
_____
_____。

信 息 窗

　　中药炮制的炒法历史悠久，是将净制或切制后的药材放入容器中，用不同火力连续加热，并不断搅拌或翻动至一定程度的炮制方法。炒法分为清炒和加辅料炒两大类，加辅料炒所用的辅料为固体辅料。炒法过程的火力大小、加热时间、搅拌和翻动都会影响炮制效果，在炒制过程中需要严格掌控好。

炒法——清炒

不加辅料的炒法称为清炒法。清炒法包括炒黄、炒焦和炒炭，均要选用适当的火力，以免炒黄的药物焦化，炒焦的药物炭化，炒炭的药物灰化。炒黄是用文火或中火将药材炒至表面呈黄色，或颜色加深，或发泡鼓起，或种皮爆裂，透出药物的固有气味。炒黄能增强药物疗效，缓和药性，降低毒性，并能破坏某些药物中的酶，保存有效成分。例如，莱菔子为植物萝卜的成熟种子，生用时能升能散，有涌吐风痰的作用；用文火炒熟后，药性得到缓和，有香气，能下气化痰、消食除胀。

炒焦是用中火或武火加热，炒至药物表面呈焦黄色或焦褐色，并具有焦香气味。炒焦可以增强某些药物疗效或缓和药性，如山楂所含的有机酸在炒焦后有不同程度的破坏，使山楂酸性降低，缓和对胃的刺激性。炒炭是用武火或中火加热，将药材炒至表面呈焦黑色，内部焦黄色或焦褐色。炒炭可以使药物增强或产生止血作用，如牡丹皮可以清热凉血、活血散瘀，炒炭后增强止血作用。

🎨 体验活动

1. 在中药的炒法炮制工艺中，要求做到"炒炭存性""制药贵在适中"，你能解释其中的含义吗？

2. 山楂生用时能消食，且能活血化瘀，炒制后的焦山楂不仅酸味减弱，还产生了苦味，增强了消胀止泻的功能；炒制成的山楂炭则能治血积。请进行山楂清炒实践，制作焦山楂和山楂炭，完成下列表格内容。

实践内容	清炒山楂	
实践简述：中药炮制技术实践体验，总结炮制技巧和注意事项；完成表内知识点内容。		
知识点	山楂来源	
	山楂药用价值：	
	性能	
	性状	
	炮制方法	
	炮制辅料和工具	
	炮制目的	
实践与评价	实践经验：	
	炮制结果描述：	

信 息 窗

将固体辅料置入锅内加热至规定程度，再投入药物共同加热熏炒的方法称为加辅料炒。辅料有传热作用，能使药物受热均匀，常用的加辅料炒法有麸炒、米炒、土炒等。

加辅料炒——麦麸炒

麦麸为麦粒磨成面粉后筛下的种皮，含有丰富的纤维。药材与麦麸一起拌炒的方法称为麸炒。一些具有补脾作用的药物麸炒后，能增强疗效，如白术、山药等。有些药物作用猛烈，麸炒能缓和其药性。如枳实能行气宽中，消食、化痰，但破气作用强烈；麸炒后峻烈之性得到缓和，避免了损伤正气。麸炒还可以矫味祛臭。如药材僵蚕来源于接种白僵菌而死的家蚕幼虫，能祛风定惊，化痰散结，但气味腥臭。麸炒后可以矫正其气味，有利于服用。

麸炒的操作方法是，用武火将锅烧热，撒入麦麸，翻炒至起烟时投入药材，接着不断翻动，同时适当调控火力，炒至药材表面为米黄色或深黄色时取出，筛去麸皮。操作过程要注意火力，防止炒焦麦麸黏附在药材上。

体验活动

麸炒苍术实践

苍术来源于菊科植物茅苍术或北苍术的根茎，有燥湿、健脾、明目的功效，药性苦燥。麸炒能缓和燥性，气味也变得芳香，增强了健脾燥湿的作用。请进行苍术麸炒实践，完成下面表格内容。

实践内容	麸炒苍术	
实践简述：中药炮制技术实践体验，总结炮制技巧和注意事项；完成表内知识点内容。		
知识点	苍术植物来源	
	苍术药用价值：	
	性能	
	性状	
	炮制方法	
	炮制辅料和工具	
	炮制目的	
实践与评价	实践经验：	
	炮制结果描述：	

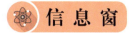 信 息 窗

加辅料炒——土炒

将药物同灶心土拌炒的炮制方法称为土炒。灶心土又名伏龙肝，经过多年柴草的熏烧而生成的，为柴锅灶灶心烧结成的月牙形土块中心红黄色部分，也有用黄土、赤石脂作土炒的辅料。灶心土有温中补脾、止呕止泻的作用；用作治疗脾胃疾患的药物，经土炒后能增强其固脾止泻的功效。例如，白术为菊科植物白术的根茎，性温、味甘苦，有补脾益气、燥湿利水、固表止汗的作用。生用时主要用于健脾燥湿，炮制方法有麸炒和土炒；土炒可以增强补脾止泻的功效，麸炒可以缓和药物的燥性，增强健脾的作用。

土炒的操作方法是将细土粉置于锅内，用武火加热至灵活状态，炒至灵活状态说明土里的水分几乎没有，随即投入药材再拌炒，至药材表面均匀挂上一层土粉并透出土香气时，取出筛去土。要注意的是，投入药材后，要适当调节火力，以防止药材烫焦。

体验活动

土炒山药　山药为薯蓣科植物薯蓣的根茎，生用时有补肾生精，益肺滋阴的功效；土炒后增强了补脾止泻的作用。请进行山药土炒实践，完成下列表格内容。

实践内容	土炒山药		
实践简述：中药炮制技术实践体验，总结炮制技巧和注意事项；完成表内知识点内容			
知识点	山药植物来源		
	山药药用价值：		
	性能		
	性状		
	炮制方法		
	炮制辅料和工具		
	炮制目的		
实践与评价	实践经验：		
	炮制结果描述：		

🏵 课后天地

用炒法炮制药材时，一定要注意掌控好火力，炒至适宜的程度即可，如需要炒黄的就不能炒焦，以下药材饮片炒制时只需要炒至微黄即可。查阅资料，了解这些药材炒至微黄的作用及处方的应用案例。

药材名称	火候	炒制的意义	应用案例
决明子	微火		
酸枣仁	微火		
王不留行	微火		
苍耳子	微火		
麦芽	微火		
槐花	极微火		
橘核	微火		

主题四　中药炮制——炙法

🔬 探索空间

1. 花生有抗老化、滋润皮肤、补血、延缓脑功能衰退等功效，有助于防治动脉硬化和心脑血管疾病，花生的食用方法有生食、油炸、盐炒、水煮等多种方式。传统节日期间，常常会家里炒的花生当零食吃，盐炒是常用的加工方式，可以直接用盐与花生拌炒（①），也可以把花生放入盐水中炒，直至盐水炒干（②）。实践操作这两种盐炒方式，比较炒好后的花生在性味上的异同。

用①方式加工，花生性味：＿＿＿＿＿＿＿＿＿＿＿＿＿＿＿＿。

用②方式加工，花生性味：＿＿＿＿＿＿＿＿＿＿＿＿＿＿＿＿。

实践操作体会：＿＿＿＿＿＿＿＿＿＿＿＿＿＿＿＿＿＿＿＿

＿＿＿＿＿＿＿＿＿＿＿＿＿＿＿＿＿＿＿＿＿＿＿＿＿＿。

2. 早期的中药炮制主要是用火加工处理药物，所以炮制古称"炮炙"。"炙"为会意字，查汉语词典，了解"炙"的本义和其他释义。

"炙"的本义：＿＿＿＿＿＿＿＿＿＿＿＿＿＿＿＿＿＿。

"炙"的其他释义：＿＿＿＿＿＿＿＿＿＿＿＿＿＿＿＿

＿＿＿＿＿＿＿＿＿＿＿＿＿＿＿＿＿＿＿＿＿＿＿＿＿＿。

信息窗

净选或切制后的药材，加入一定量的液体辅料拌炒，让辅料逐渐渗入药材组织内部，这种炮制方法称为炙法。根据所加的辅料不同，炙法可分为酒炙、醋炙、姜炙、盐炙、蜜炙、油炙等。

炙法——酒炙

将净制或切制后的药物，加入一定量酒拌炒的方法称为酒炙法。酒性味辛甘，大热，气味芳香，能升能散，宣行药势，活血通络。酒炙可以改变药物性能，引药上行。临床上经常用的一些苦寒药，药性本沉降，多用于治疗中下焦湿热，酒炙后不但能缓和寒性，避免伤脾胃的阳气，还可借助酒的提升之力引药上行，清上焦的邪热。如泻下药大黄性味苦寒，有攻积导滞，泻火凉血、活血祛瘀的功效，用于实热便秘等症；其作用直达下焦，泻下作用峻烈，易伤胃气。酒炙后，泻下的力度稍缓，减轻了腹痛等副作用，增强了活血祛瘀的功效，同时借酒的升提之性，可以清上焦的实热。酒炙还能增强活血通络作用。药材当归有补血活血、润肠通便的作用，长于补血。酒炙能增强活血祛瘀的疗效，起到协同作用。酒炙还能起祛臭作用，一些具有腥气的药物经酒炙后可除去或减弱腥味。

酒炙法选用的酒以黄酒为佳，操作方法是将一定量的酒与药物拌匀，放置闷润，待酒被吸尽后，再置于锅内用文火炒干。因为酒受热易挥发，所以闷润时容器上部应加盖，避免酒挥发，炒制时火力也不要过大。

体验活动

酒炙当归实践

药材当归来自伞形科植物当归的根，生用质润，长于补血、调经及润肠通便；酒炙后活血散瘀作用增强，多用于瘀滞腹痛、风湿痹痛、经络不利。请进行当归酒炙实践，完成表格内容。

实践内容	酒炙当归	
实践简述：中药炮制技术实践体验，总结炮制技巧和注意事项；完成表内知识点内容		
知识点	当归的植物来源	
	药用价值：	
	性能	
	性状特征	
	炮制方法	
	炮制辅料和工具	
	炮制目的	
实践与评价	实践经验（当归片与酒的比例等）：	
	炮制结果描述：	

信息窗

炙法——醋炙

　　净制或切制后的药材加入一定量米醋拌炒的方法称为醋炙法。醋的性味酸、苦，微温；有入肝经，收敛解毒、散瘀止痛的作用，所以醋炙后，能引药入肝，增强药物活血止痛的作用。例如，来自莎草科植物莎草根茎的香附具有疏肝理气的作用，能上行胸膈，外达肌表，用于气血郁滞，胸胁脘腹疼痛。醋炙后，增强了香附疏肝止痛的作用，并能消积化滞。操作方法是，将净制加工后的香附加醋拌匀、润透，用文火炒干，取出放凉即可。醋炙法还能降低药材的毒性，减少副作用。比如，商陆，是商陆科植物商陆或垂序商陆的干燥根，具有泻下利水、祛痰止咳、消痈肿的作用，泻下作用峻猛，很容易伤脾。醋炙后，商陆毒性降低，泻下作用得到了缓和。醋炙能改变药物的气味，如五灵脂是动物复齿鼯鼠的粪便，能活血止痛、化瘀止血，但有异样气味，醋炙后的五灵脂不但增强了活血祛瘀功效，还减少了不良气味，有利于服用。

　　醋炙的操作方法一般为两种，第一种方法是先拌醋，后炒。将一定量的米醋与药物拌匀，放置闷润，待醋被吸进后，再置锅内用文火炒至一定程度。第二种方法是先炒药，后加醋。将药物捣碎，放入锅内炒至表面熔化发亮或表面颜色发生改变，有腥气溢出时，再喷洒一定量米醋炒至微干，出锅后继续翻动，摊开。这个方法多用于树脂或动物粪便类药物。

体验活动

醋炙青皮实践

青皮为橘的干燥幼果或未成熟果实的外层果皮，有辛散破气，疏肝、发汗的作用，性烈。醋炙后可缓和辛辣之性，消除发汗作用，避免伤伐正气。同时增强了疏肝止痛、消积化滞的功效。请进行青皮醋炙实践，完成表格内容。

实践内容	醋炙青皮	
实践简述：中药炮制技术实践体验，总结炮制技巧和注意事项；完成表内知识点内容		
知识点	青皮的植物来源	
	药用价值：	
	性能	
	性状特征	
	炮制方法	
	炮制辅料和工具	
	炮制目的	
实践与评价	实践经验：	
	炮制结果描述：	

⚛ 信息窗

炙法——姜炙

净制或切制后的药材加入一定量的生姜汁，拌炒或煮制，这种炮制法称为姜炙法。生姜性温、味辛，能温中止呕，化痰止咳，药材经姜炙后，能去除寒性，增强和胃止呕的作用。例如，竹茹为禾本科植物的茎去外皮后刮下的中间层，性微寒、味甘，能除烦止呕，长于清热化痰，多用于痰热咳嗽或热痰郁结不眠；姜炙后，增强了降逆止呕的功效，适用于胃热、胃热呕、会逆、惊悸等症。姜炙能缓和药物副作用，增强疗效。如厚朴来自植物的干皮、根皮和枝皮，性温，味苦、辛，有行气燥湿、降逆平喘的作用；但药性较为峻烈，其味辛辣，对咽喉有刺激性。姜炙后，可消除对咽喉的刺激性，并能增强宽中和胃的功效。

姜炙的操作方法一般有两种。一是将药物与一定量的姜汁拌匀，放置闷润，让姜汁逐渐渗入药材内部，再放入锅内，用文火炒至一定程度。二是把新鲜的生姜切片煎汤，放入药物煎煮，待姜汤基本吸尽，取出干燥。

🍳 体验活动

姜炙草果实践

草果为姜科植物草果的成熟果实。性温、味辛，能温中燥湿，擅长消膈上之痰，为治疗疟疾和止呕的常用药物。用姜汁炙草果，能增强其温中驱寒止痛的能力，和化痰截疟止呕的作用。姜炙草果要炒至草果稍有裂口时取出。请进行姜炙草果实践，完成表格内容。

实践内容	姜炙草果	
实践简述：中药炮制技术实践体验，总结炮制技巧和注意事项；完成表内知识点内容		
知识点	草果的植物来源	
	药用价值：	
	性能	
	性状特征	
	炮制方法	
	炮制辅料和工具	
	炮制目的	
实践与评价	实践经验：	
	炮制结果描述：	

🎓 **课后天地**

1. 中药炮制的油炙法是将药材与一定量的食用油加热处理的方法，与我们生活中用油烹饪食材很相似，油炙法工艺也有两种，一种是油炒，另一种是油炸。查阅资料，了解下列两种药材的油炙工艺，并说说油炙的意义。

药材名称	油炙工艺	油炙意义
淫羊藿		
马钱子		

2. 炒法中的加辅料炒与中药炮制的炙法在操作上基本相似，但两者在辅料和温度等方面都有不同，通过实践体验并结合生活经验，找出它们之间的不同之处。

主题五　中药炮制——其他制法

探索空间

　　远在夏禹时代，我们的祖先就已经学会酿酒，同时发现了糟。用米通过酒曲发酵制成香甜醇美、营养丰富的酒糟。酒糟有舒筋活络、强壮体魄、补气养血的功效，深受喜爱。酒糟制作在我国有着悠久的历史，发酵工艺并不复杂，操作流程大致如下：先将洗净的大米浸泡，浸泡后放入锅中蒸熟，蒸熟后倒入适量凉开水让米饭降温至35℃，接着撒上酒曲搅拌，在米饭中间挖一个洞，盖上盖，置于35℃环境下发酵36小时，有甜味即可食用。

　　查阅米酒制作的具体方法并进行实践，记录你的操作步骤和成功经验。

　　米酒制作过程：_____

_____

_____

_____

_____ 。

　　制作成功的经验：_____

_____

_____ 。

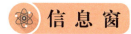

信息窗

其他制法——发酵、发芽法

一定温度和湿度下，一些药材在霉菌和酶的催化分解作用下会发泡生衣，改变了原有的药性，产生了新的治疗作用，这种制药方法称为发酵法。发酵法能扩大用药品种，发酵好的药物气味芳香，无霉气，生成的曲块表面布满黄衣，内部长有斑点。比如，苦杏仁、赤小豆、鲜青蒿、鲜苍耳、鲜辣蓼等药材加入面粉混合发酵后，生成的药物神曲具有很好的消食和胃的功效，神曲呈灰黄色，有曲香气，表面粗糙，质地比较坚韧，与发酵前的各药材性能完全不同。发酵法受温度和湿度影响很大，温度过低或湿度不足，发酵变慢，甚至不发酵。温度过高会杀死霉菌，不发酵。

成熟的果实及种子在一定温度和湿度下，会萌发出幼芽具有的功效。比如，大麦发芽生成的麦芽为黄白色，有芽和须根，味道微甜，可消食，兼能疏肝气，这种制药方法称为发芽法。发芽法选取的果实或种子要成熟饱满，先用清水浸泡后再放入能排水的容器中，用湿物盖严，每天淋水 2～3 次以保持湿润，发芽时间因气候和温度不同而有不同，发芽时先生须根，后长芽，芽长出约 1 厘米时取出。需要注意的是，发芽过程中要勤检查，以免温度过高而发生腐烂。

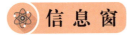 **体验活动**

1. 连一连，右边一列药物是用哪种炮制方法制得的。

发芽法 　　　　　　　　淡豆豉

　　　　　　　　　　　　大豆黄卷

　　　　　　　　　　　　半夏曲

发酵法 　　　　　　　　谷芽

2. 用发酵工艺制作的食物人体更易消化、吸收，说一说饮食中哪些食物的制作用了发酵工艺。

🔬 **信 息 窗**

其他制法——煨制

　　煨法在古代应用很广泛，就是将药物用湿面或湿纸包裹，埋于热火灰中，小火徐徐加热，以除去药物中部分挥发性及刺激性成分，有利于降低副作用，增强疗效。现在的煨法稍有改变，把湿面或湿纸包裹的药物置于滑石粉中加热，或是药物直接置于麦麸中加热，或将药物层层隔纸加热。例如，药材肉豆蔻有收敛止泻、温中行气的作用，但种仁中含有大量油脂，具有刺激性，易引起滑肠；煨制后油脂减少，降低了刺激性，增强了固肠止泻的效果。操作方法是，取面粉加适量水做成团块，压成薄片，再把肉豆蔻逐个包裹好，投入已炒热的滑石粉锅中，适当翻动，至面皮成焦黄色时取出，放凉后剥去面皮，就是煨制好的肉豆蔻。

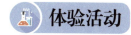 **体验活动**

煨制葛根实践

葛根药材来自豆科植物野葛或甘葛藤的干燥根，具有发表解肌、升阳透疹、解热生津的功效。煨制后发汗作用减轻，增强了止泻功能。具体做法是：取葛根片或块，用三层湿纸包好，埋于无烟热火灰中，煨至纸呈黑色、药材微黄色时取出，去掉纸，放凉，观察葛根炮制前后外形、气味的变化。

实践内容	煨制葛根	
实践简述：中药炮制技术实践体验，总结炮制技巧和注意事项；完成表内知识点内容		
知识点	葛根的植物来源	
	药用价值：	
	性能	
	性状特征	
	炮制方法	
	炮制辅料和工具	
	炮制目的	
实践与评价	实践经验：	
	炮制结果描述：	

🔬 信 息 窗

其他制法——烫制

烫制是将净制后的药材与加热的固体辅料一起炒烫的炮制方法，固体辅料通常用沙子、蛤粉或滑石粉。烫制炮制法可以使质地坚硬的药材变疏松，或使药材膨大鼓起，有利于除去药材外面附着的茸毛等。比如，药材狗脊来源于植物的根茎，表面残留有金黄色茸毛，可用沙子做辅料烫制，烫至药材鼓泡、外面的茸毛呈暗黄色时，毛易脱落。

烫制法的温度比炒制和煨制的温度都要高，而且要让药材受热均匀。烫制时用的沙子先要除去粗沙粒和杂质，置于炒锅中用大火加热翻炒，除净其中的有机物和水分，成为颗粒均匀洁净的细沙子后再留作备用。药材烫制的一般操作方法是，选用每次烫制药材 2～3 倍量的固体辅料置于炒药锅中，用微火加热翻炒至 230～240℃，随即加入药材炒烫，取出后筛去沙子、蛤粉或滑石粉等辅料即可。

🧪 体验活动

烫制阿胶实践

烫制后的阿胶降低了腻滞之性，同时也矫正了不良气味，养阴润肺，可用于燥咳。操作方法是：取阿胶块，置文火上烘软，切成小方块；将研细过筛后的蛤粉置锅内，中火加热至灵活状态，加入阿胶丁，不断翻动，至鼓成圆球形，内无硬心时取出，筛去蛤粉，放凉。

实践内容	烫制阿胶	
实践简述：中药炮制技术实践体验，总结炮制技巧和注意事项；完成表内知识点内容		
知识点	阿胶来源	
	阿胶药用价值：	
	性能	
	性状特征	
	炮制方法	
	炮制辅料和工具	
	炮制目的	
实践与评价	实践经验：	
	炮制结果描述：	

🎓 课后天地

1. 中药炮制这门传统技术，在长期医疗和生产实践中积累了丰富的技术内容和理论知识。除了前面学习的切制、炒法、炙法、发酵法、发芽法等，还有很多其他的炮制方法，查阅相关专业资料，学习了解煅法、干馏法、制霜法、复制法的炮制工艺及应用案例。

炮制方法	炮制工艺简介	应用的案例
煅法		
干馏法		
制霜法		
复制法		

2. 通过小小炮制师单元的学习，可以体会到药食同源的真正含义。虽然我们饮食的调料、烹饪器具在中药炮制过程中都有应用，中药炮制方法与食材的加工和烹饪有相同的原理，但还是有很大区别。关注日常饮食生活，通过对比体会中药炮制工艺的严格性及追求最大发挥药材药效的匠心职业品质。

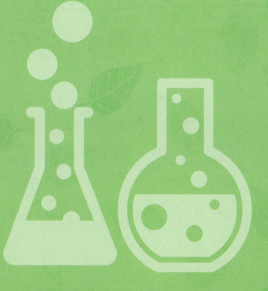

小小制剂师

主题一　中药制剂概述

探索空间

1. 请说出下列四种食物的名称及制作这四种食品所用的主要原料（指粮食作物）。想一想，同一种粮食作物为什么能被制成不同形式的食品？

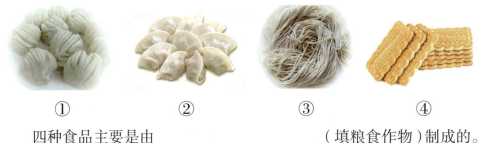

　　①　　　　　　②　　　　　　③　　　　　　④

四种食品主要是由_____（填粮食作物）制成的。

序号	食物名称	食用方法	保存方法	适宜人群
①				
②				
③				
④				

2. 你知道食品①的制作方法吗？食品①在制作过程中需要用到哪些原料？它们各起什么作用？

制作食品①所需的原料：_____

_____。

这些原料的作用：_____

_____

_____。

信 息 窗

中药与食品类似，由于所含的药物成分具有不同的理化性质及在使用过程中需求的不同，应用前一般会加工成不同的形式。这些不同的形式称为中药制剂的剂型。

中药制剂的类型

中药制剂常分为固体制剂、半固体制剂、液体制剂和气体制剂。

中药固体制剂使用范围很广，使用也很方便，易于被病人接受。根据形态可分为：散剂、丸剂、颗粒剂、片剂等。中药半固体制剂一般分为内服煎膏剂和外用膏剂两类，包括：煎膏剂、软膏剂、膏药、糊剂、涂膜剂等。中药液体制剂是以中药材为原料，采用适当的溶媒和方法，提取原料中的有效成分，并分散于溶媒中所制成的供内服或外用的液体制剂，常分为水制剂、醇制剂、油制剂、醋制剂、含其他添加剂的制剂（包括糖制剂、蜜制剂、乳剂、混悬剂等）共五大类。气体制剂药物成分可直接达到作用部位或吸收部位，见效快。近十几年来，中药气体制剂的发展较为迅速，主要包括气雾剂、烟剂、烟熏剂和香剂等。

🏛 **体验活动**

1. 传统中药制剂剂型主要有丸剂、散剂、膏剂、酒剂、汤剂等；新中国成立后，中药制剂的新剂型层出不穷，如片剂、胶囊剂、注射剂、气雾剂等。

哪些中药制剂是传统剂型？哪些中药制剂是新剂型？

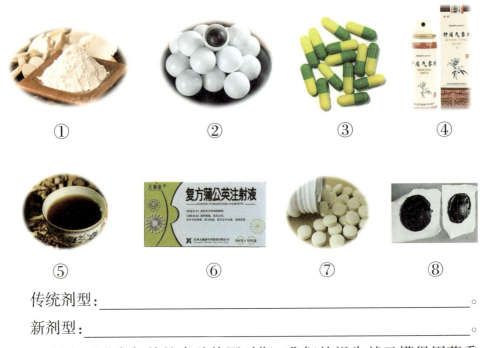

①   ②   ③   ④

⑤   ⑥   ⑦   ⑧

传统剂型：_____。

新剂型：_____。

2. 早在两千多年前的春秋战国时期，我们的祖先就已懂得用药熏杀虫，这种药熏制剂就属于中药的气体制剂剂型。

哪些制剂是气体制剂？

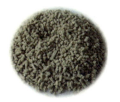 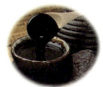 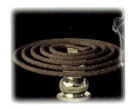 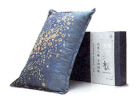

气体制剂：_____。

⚛ 信 息 窗

中药制剂辅料

中药制剂常由药物和药用辅料两部分组成。药用辅料是指药物在制成适宜的剂型过程中必须添加的其他物料，如酒、醋、蜂蜜、淀粉、动物油（羊脂、豚脂等）都可作为药用辅料。药用辅料在中药制剂中有多种用途。例如：

① 溶剂：溶解、分散药物或提取中药材中有效成分，如水、乙醇等；

② 黏合剂：使呈粉末状态本身没有黏性的药物原料变成球形、颗粒等形状，如淀粉浆、糖浆、炼蜜等；

③ 崩解剂：促进丸剂、胶囊剂、片剂等制剂在人体内崩解而释放出药物的有效成分，如干燥淀粉、羟丙基甲基纤维素等；

④ 包衣材料：包裹在药丸或片剂等表面，使其与外界隔绝，防止某些制剂中的药物成分不稳定或对胃黏膜有刺激作用等，如糖浆、明胶和滑石粉等；

⑤ 矫味剂与矫臭剂：掩盖原有药物的异味，改进药物的气味，改善

药物的味道，如甜味剂（蔗糖等）、芳香剂（植物挥发油、合成香精）等。

此外，一些辅料还在中药制剂中起到润湿剂、防腐剂、润滑剂等作用。

体验活动

根据以下药物制剂特点，猜猜所加的药物辅料会起什么作用。

制剂名称	制剂特点	辅料	辅料作用
感冒退热颗粒	颗粒状、开水冲服	糊精、甜菊素	
理中丸	丸剂、口服	炼蜜	
小青龙合剂	摇匀后直接口服	苯甲酸钠	
葛根芩连片 [1]	糖衣片、口服	糖粉、滑石粉	
清热解毒口服液	直接口服	甜菊素、苯甲酸钠	
藿香正气水	摇匀口服	干姜汁、药用乙醇	

[1] 葛根芩连片是葛根芩连片的通用名称。

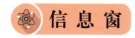 信息窗

中药制剂历史

中药制剂的产生和发展是随着中医药漫长而辉煌的历史进程而不断演变的，同时随着时代的发展、科学技术的进步、医疗卫生水平的提高不断完善和提高。中药制剂的起源最早可追溯至商朝时期甚至更早。相传商朝著名政治家和思想家伊尹首创了中药汤剂，并撰写了《汤液经法》，被认为是中医药方的鼻祖。接下来看看在不同历史时期中药制剂发展、传承的重要体现。

历史时间	中药制剂的发展和传承
战国时期	《黄帝内经》记载了 13 首中药方剂，包括汤剂、丸剂、散剂、膏剂和酒剂等
秦汉时期	张仲景的《伤寒论》和《金匮要略》整理和归纳了汉以前的丸剂、散剂、煎剂、汤剂、膏剂等十余种中药剂型和制备方法，为后世中药制剂的发展奠定了坚实的基础
晋唐时期	葛洪的《肘后备急方》记载了锭剂、栓剂、熨剂等多种剂型，首创了急救"成药"的概念，提倡批量生产储存药物，以备急救时使用，并首次记载了舌下含药剂治疗心脏病的药物给药途径。 孙思邈的《备急千金要方》和《千金翼方》共收录方剂 7500 余首，包括汤剂、散剂和丸剂为主的二十余种剂型，为后世中药剂型的研究和应用奠定了基础
宋元时期	太医院（太平惠民局）编撰并颁布了《太平惠民和剂局方》，统一了中成药的制作过程，是我国历史上由官方颁布发行的第一部制药规范，也是世界上最早具有药典性质的中药制剂典籍
明清时期	李时珍的《本草纲目》系统总结了我国 16 世纪前中药研究成果，其中多数剂型现仍在广泛使用
新中国至今	中药制剂由传统手工"作坊式"生产逐渐走向机械化生产，由传统型走向现代剂型，编写了《中药制剂汇编》《中药药剂学》《中国药典》等多部专著，中药制剂得到前所未有的重视和发展

🧪 体验活动

我国古代已发现剂型对中药药用成分的溶解性、体内过程及临床疗效等有直接的影响。

1.《神农本草经》中有这样一句话："药有宜丸者、宜散者、宜水煎者、宜酒浸者……亦有一物兼宜者，亦有不可入汤酒者，并随药性，不得违越。"

请解释其含义：_____
_____。

2. 金元时期著名医家李东垣说过这句话："大抵汤者荡也，去大病用之；散者散也，去急病用之；丸者缓也，不能速去之，共用药舒缓。"

请解释其含义：_____
_____。

🎓 课后天地

1. 调查居住地周边的药店，找出五种以上的中药制剂，并注明其剂型。

2. 从所调查的中药制剂中挑选出两种，查阅说明，看除了药材外是否还有其他添加剂；如果有，通过查阅文献指出添加辅料的作用。

主题二　中药制剂——丸剂

探索空间

1. 甘薯又名红薯、山芋、地瓜，味道甜美，营养丰富，易于消化，可为人体提供大量热量，除了直接作主食，也可制成各类糕、团、饼等点心。例如，用红薯制成的红薯圆子外酥里糯，香甜可口，深受大家喜欢。你知道制作红薯圆子需要哪些原料吗？说一说它们各自的作用。

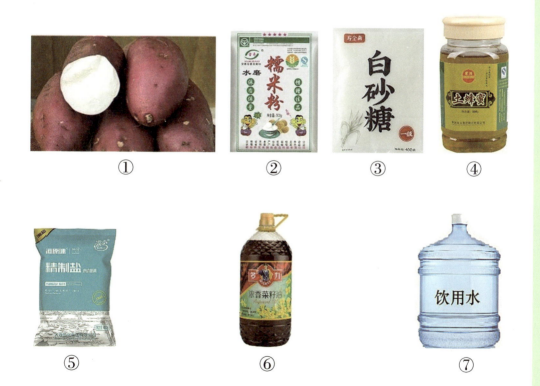

① 　　　　② 　　　　③ 　　　　④

⑤ 　　　　⑥ 　　　　⑦

制作红薯圆子的原料：_____。

这些原料的作用：_____

_____。

2. 知道了制作红薯圆子所需的原料，接下来学习如何实践操作，请写出你的制作步骤、展示你的实践成果。

红薯圆子制作步骤：_____

_____

_____

_____。

⚛ 信 息 窗

中药固体制剂——丸剂

中药制剂和食品一样，除了含有药物有时还会添加其他物料以制成特定的剂型，如丸剂。丸剂，俗称丸药，是我国劳动人民长期与疾病作斗争过程中创造的古老剂型之一，是在汤剂基础上发展起来的，由一种或多种药物细粉与适宜的赋形剂混合制成的球形或类球形的固体制剂。中药丸剂因赋形剂不同，可分为蜜丸、水丸、糊丸、蜡丸、浓缩丸等，一般供内服用。

丸剂服用后在胃肠道内崩解缓慢，药物作用持久，对毒性刺激性药物可延缓吸收，能减弱毒性和不良反应。《苏沈良方》写道："大毒者须用丸。"汉晋时期就提出"丸药以舒缓为治""丸者缓也"。临床治疗慢性疾病或久病体弱、病后调和气血时也多用丸剂。丸剂制备时不但可以容纳固体、半固体和黏稠性液体药物，还能利用包衣来掩盖其不良气味，生产技术和设备也较简单，适合自制，所以在临床上得到广泛应用。这也使丸剂的品种越来越多，制备更加精巧，理论也更趋于完善，目前已成为中药制剂中的一个大剂型。

📊 体验活动

1. 根据制剂的名称，就能知道制剂的剂型。哪些中药制剂属于丸剂？

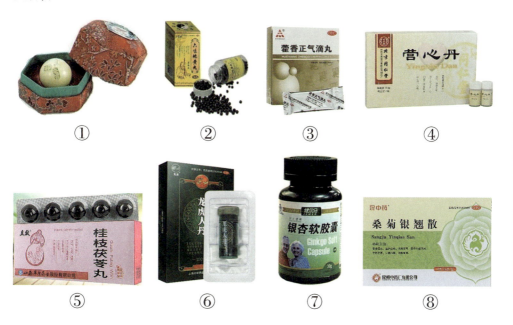

①　②　③　④

⑤　⑥　⑦　⑧

丸剂制剂：_____。

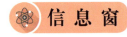 **信 息 窗**

丸剂的赋形剂

赋形剂是指制剂中除药物外加入的其他物质，在固体制剂中应用非常广泛。不同剂型要选用不同的赋形剂，赋形剂的选择要从药物应用、疗效、生产等多方面考虑。赋形剂选择是否适宜，不仅关系到制剂的外观，还直接关系制剂的质量，影响药物起效快慢和作用强弱等。古人说，"水丸取其易化""蜜丸取其缓化""糊丸取其迟化""蜡丸取其难化"。说的就是同为丸剂，因赋形剂不同而有易、缓、迟、难化等区别。

根据不同的赋形剂丸剂可分为蜜丸、水丸等类型，部分类型特点见下表：

丸剂类型	赋形剂	制剂特点
蜜丸	蜂蜜为黏合剂	适用于慢性疾病或调理气血、滋补
水丸	水、醋、药汁、酒等为黏合剂	适用于清热、解表、消毒
糊丸	米糊或面糊为黏合剂	质地坚硬，含有一定毒性或刺激性药物
蜡丸	蜂蜡为黏合剂	含毒剧或刺激性较强的药物，已不常见
浓缩丸	药材煎煮液与适量辅料	体积小，药物有效成分含量高

蜂蜜富含营养，具有滋润补益、作用缓和、防腐等特点，作为赋形剂制丸非常普遍，在晋代葛洪所著的《肘后备急方》中记载有多种丸剂，其中蜜丸多达64种。

🏛 体验活动

蜂蜜用作赋形剂时需要炼制，炼蜜的目的有两个：一是为了去除药性的偏激而使之平和，二是除去其中的水分及杂质，使之能长久保存，增强黏合力。

炼蜜实践操作：先将蜂蜜置于锅内加热，熔化，沸腾时用网筛捞去上面的浮沫，炒至颜色变深呈咖啡色时洒少许水，继续加热一会儿后停火，随后趁热倒出，即得炼蜜。

提示：蜂蜜炼制的程度不够会造成黏性不足，炼制过度会坚硬不易化解；做赋形剂时需要炼制的程度恰好，即用手捻时有黏性，两手分开时无白丝出现。

⚛ 信 息 窗

中药丸剂——蜜丸

蜜丸是将药物细粉以炼制过的蜂蜜为黏合剂制成的丸剂，又分为大蜜丸、小蜜丸和水蜜丸，是中成药在中医临床上应用最广泛的一种。蜜丸的制备程序是将药物碾成细粉，加入适量炼制过的蜂蜜，混合均匀，制成软硬适宜的药坯，再依次制成丸条、分粒、搓圆，即成。

炼制的蜂蜜选用乳白色或淡黄色、味纯甜、有香气、不酸不涩的蜂蜜。因蜂蜜含有大量还原糖，能防止药材中有效成分被氧化而变质；炼制后黏合力强，制成的蜜丸崩解缓慢，作用持久，常用于治疗慢性病和需要滋补的疾病。比如，外观棕红色或褐色的大蜜丸——大山楂丸，能开胃消食，用于饮食不节制而造成的食欲不振、消化不良、舌苔厚腻、脘腹胀闷等症状的人群。大山楂丸的主要成分是山楂，还有六神曲和麦芽；六神曲是由青蒿、苍耳、面粉、赤小豆、杏仁、辣蓼等混合后发酵制成的，有健脾养胃的功效。大山楂丸虽然安全性较好，但不能忽略对症用药，症状改善后，不建议长期服用。

体验活动

制作大山楂丸：

处方：山楂 1000 g、（麸炒）六曲 150 g、（炒）麦芽 150 g、蜂蜜 600 g。

山楂、六曲、麦芽粉碎成细粉，过筛，混匀后即为药料；把药粉与炼蜜按比例混合（500 克药 +120% 炼蜜），拌匀后，分为一定质量的药坯，把药坯搓成均匀的丸条、分粒，搓圆，用糯米纸包装好，称重，每丸质量为 9 克，制备的丸粒质量误差不超过 ±10%。完成下列实践操作任务单：

制作大山楂丸

材料	山楂、六曲（焦）、麦芽（炒）、炼蜜、打粉机、药筛、炒锅、不锈钢盆、糯米包装纸、电子天平
药材功效	山楂： 六曲（焦）： 麦芽（炒）：
制作过程及要点	

（续表）

制剂剂型及特点	
辅料及作用	
实践评价	总结自己的实践体会，展示自己的实践成果（丸重／粒）：

🎓 课后天地

在新冠疫情期间，很多中成药都起到了重要作用，如上海百年老药"六神丸"。1847 年，清代沈善谦所著的《喉科心法》首次记载了六神丸的功效，迄今已逾 175 年。六神丸问世后，因其功效奇特，被誉为国药瑰宝。

六神丸是丸剂中的微丸，丸小如芥子形状，一千粒仅重 3.125 克，粒粒均匀，外表光滑透亮，其制作工艺全程都是手工制作，属于绝密工艺。2008 年被列为第一批国家级非物质文化遗产。

查阅相关文献，了解"六神丸"创始人和在抗疫期间的贡献及应用案例。

主题三　中药制剂——水剂

探索空间

　　水是人体内不可缺少的重要营养素之一，也是人体内含量最多的一种物质，水在人体内发挥重要的生理功能。水还是生物体内良好的溶剂，能溶解大部分营养物质。人们通常用水熬煮食材以做成汤食用，易于营养物质在人体内消化、吸收。在日常饮食中，下列食材组合后烹饪会制成不同味道的汤，你能试着搭配一下吗？

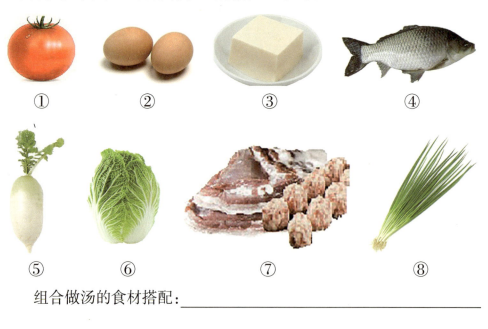

①　　　　　②　　　　　③　　　　　④

⑤　　　　⑥　　　　　⑦　　　　　⑧

　　组合做汤的食材搭配：＿＿＿＿＿＿＿＿＿＿＿＿＿＿＿＿＿＿＿

＿＿＿＿＿＿＿＿＿＿＿＿＿＿＿＿＿＿＿＿＿＿＿＿＿＿＿＿＿＿＿＿

＿＿＿＿＿＿＿＿＿＿＿＿＿＿＿＿＿＿＿＿＿＿＿＿＿＿＿＿＿＿＿。

信息窗

液体制剂——水制剂

中药的水制剂是以水为溶媒提取药材中有效成分而制成的液体制剂。根据制备方法不同，水制剂可分为中药汤剂、口服液剂、芳香水剂、露剂、擦洗剂、洗浴剂等。水中矿物质的含量、pH等均会影响水制剂的质量，古人十分重视水源的选择，《本草纲目》记载水的来源有雨水、雪水、泉水、井水等。中药液体制剂以蒸馏水或去离子水最为适宜，在制备过程中，洗涤、煎煮用水量大时，用合格的自来水、洁净的井水和泉水也可。

体验活动

下列哪些制剂属于中药的水制剂？

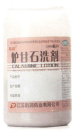
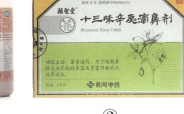
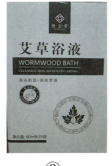
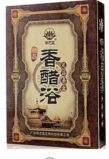

①   ②   ③   ④

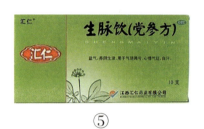
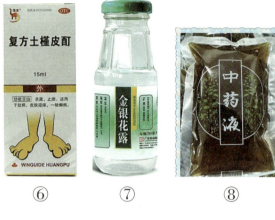

⑤　　　　　　　⑥　　　　　　　⑦　　　　　　　⑧

中药水制剂:＿＿＿＿＿＿＿＿＿＿＿＿＿＿＿＿＿＿＿＿＿＿＿。

信息窗

水制剂——汤剂

　　汤剂是将药物用煎煮或浸泡的方法去渣取汁制成的液体剂型,是中药中最为古老的剂型之一,在中医临床应用中也最为广泛。剂型的选择和应用总是与临床需求密切相关,《金匮玉函经》指出:"若欲治痰,当先以汤洗涤五脏也。"说明古代医家对急症的治疗早就选用汤剂。日常生活中遭遇风吹雨淋、风寒侵袭时,如果能及时喝一碗姜汤,可以驱寒解表、防治感冒。

　　姜汤的主要原料为生姜和红糖。生姜性温、味辛,能发汗解表,祛风散寒;红糖性温、味甘,除了能调味,还有和中补脾、补血活血的功效。熬制姜汤时生姜的选择和处理很重要,生姜分仔姜和老姜,仔姜即嫩姜，辛味较低，老姜辛味浓，驱寒效果好，所以要选用老姜。另外，生姜皮性凉，有碍发挥辛温解表作用，不利于发汗，使用时最好去掉。

🧪 体验活动

1. 比较仔姜和老姜煮姜汤的效果，具体操作如下：

分别取仔姜和老姜各 15 克，去皮洗净切成细丝，加一碗水熬煮，开始用大火，煮沸后用小火慢慢煮 15 分钟，加入适量的红糖焖一会儿，趁热品尝姜汤的味道，对性味进行比较。

实验组	生姜原料	姜汤辛辣度（☆☆☆☆☆）
1	仔姜	
2	仔姜	
3	老姜	
4	老姜	

体会：

2. 为增加姜汤的药性和疗效，在日常生活中熬煮姜汤驱除风寒时还会添加葱白或紫苏叶，说一说，葱白、紫苏叶的性味和功效。

葱白的性味、功效：_____。

紫苏叶的性味、功效：_____。

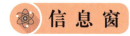

信息窗

水制剂——露剂

露剂是芳香性植物药材经水蒸气蒸馏制得的澄清液体制剂，性状上除了澄清无沉淀和杂质，还与原药材有相同的气味。露剂是内服制剂。

忍冬科植物忍冬的花气味芳香，初开时呈白色，后转黄色，故称金银花。金银花制成的露剂气清香、味微苦，有清热解毒、凉散风热的功效，用于治疗疮毒或壮火口渴。但要注意的是金银花药材来自忍冬的呈细棒槌状的干燥花蕾，而不是已开放的花朵。

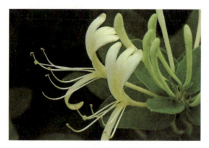
盛开的金银花

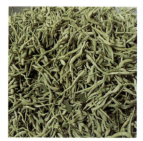
金银花药材（花蕾）

露剂的制备方法是：将药材洗净，适当粉碎，置于蒸馏器中，加入适量的水后进行蒸馏，收集馏液，馏液的量一般为药材质量的四至六倍。制得的露剂严密封装于无菌的细口玻璃容器中，放于阴凉处。

体验活动

制作金银花露：把500克金银花药材放入水蒸气蒸馏装置中，用水蒸气蒸馏法收取馏液，收取约 2000 毫升（以金银花气味淡薄为度），分装于无菌的褐色玻璃瓶中。

制作金银花露

材料	金银花、500 g 水、蒸馏装置、褐色玻璃瓶
药材功效	
药材性状	
制作过程及要点	
制剂剂型及特点	
实践评价	展示自己的实践成果（颜色、气味）：

课后天地

汤剂的处方多为复方，含有多味药材。在用水煎煮药材去渣取汁制备汤剂时，需要了解药材的特殊煎煮方法，如石膏较坚硬，要先煎，薄荷有效成分易挥发，需要后放入，还有些药材要包煎、另煎、烊化等。根据下列表格提示查阅资料以获取相关知识。

煎煮方法	药材名称	原因
先煎		
包煎		

（续表）

煎煮方法	药材名称	原因
后下		
另煎		
烊化		
冲服		

主题四　中药制剂——软膏剂

探索空间

　　面粉除了用于制作馒头、面条、蛋糕外，还可用于做无毒无污染的黏合剂——糨糊。制作方法是：将适量面粉倒入锅里，一边加水一边搅拌，至面粉变稠后用中火加热，并不断搅拌至冒气泡，冒气泡后停止加热并盛出，放凉后使用。糨糊的黏性持续时间短，适用于短期黏合的手工品。通过实践操作，说一说制作糨糊时用的面粉和水的比例。

　　制作糨糊：

实验组	面粉(g)	水(mL)	黏合性(☆☆☆☆☆)
1			
2			
3			
4			

选用的面粉类型：＿＿＿＿＿＿＿＿＿＿＿＿＿＿＿＿＿＿＿＿，

面粉和水的量：＿＿＿＿＿＿＿＿＿＿＿＿＿＿，制作的糨糊黏合性较好。

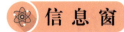

信息窗

半固体制剂——软膏剂

半固体制剂分为内服和外用，外用半固体制剂包括软膏剂、膏药、橡胶硬膏、贴膏剂等。软膏剂由药物和适宜的基质制成，具有适当的稠度，包括软膏、药膏、油膏药、糊剂、眼膏剂等制剂。

软膏剂的基质不仅是赋形剂，同时对药物的释放与吸收都有重要的影响。软膏剂常用的基质有凡士林、液状石蜡、羊毛脂、蜂蜡、动物油、植物油等；根据气温高低，可添加适量石蜡或液状石蜡，调整基质的软硬度；某些基质中可加入乳化剂，使药物易被皮肤吸收并易洗除。

软膏剂广泛用于皮肤科和外科，涂布于皮肤、黏膜或创面，有的对皮肤起保护作用，有的对皮肤或黏膜起局部治疗作用，也有的透过皮肤或黏膜起全身治疗作用。软膏剂通常需要符合以下要求：均匀、细腻，有黏稠性，涂于皮肤无不良反应，涂布时不融化，但可以软化，无腐败、异臭、变色等变质现象产生。

体验活动

1. 哪些是软膏剂？

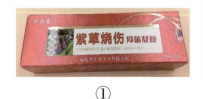

①　　　　　　②

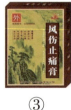

③

④

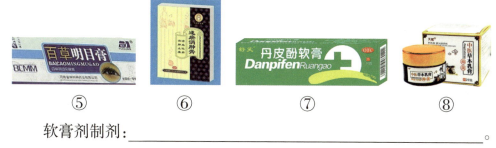

⑤　　　　　⑥　　　　　⑦　　　　　⑧

软膏剂制剂：＿＿＿＿＿＿＿＿＿＿＿＿＿＿＿＿＿＿＿＿。

2. 软膏剂中理想的基质应具有下列哪些特性？

① 适宜的稠度、黏附性和涂展性，② 无刺激性，③ 能与药物的水溶液或油溶液互相混合，并能吸收分泌液，④ 能作为药物的良好载体，有利于药物的释放和吸收，⑤ 不与药物发生化学反应，⑥ 易洗除，不污染衣服。

理想的基质应具备的特性：＿＿＿＿＿＿＿＿＿＿＿＿＿＿＿。

信 息 窗

软膏剂——紫草软膏

软膏是将中药细粉或浸膏加入适量基质后研匀而成，或将药材以植物油、蜂蜡为基质，经加热提取有效成分后制成。

由紫草、白芷、忍冬藤、冰片制成的紫草软膏有解毒消肿，止痛生肌的功效。紫草软膏为紫红色，可外用，涂敷于患处，用于水火烫伤，疮疡溃烂久不收口。紫草软膏的制作方法是：将紫草、白芷、忍冬藤三味中药加入麻油中浸泡 24 小时，文火加热至药材为焦黄色（约 30 分钟），滤去药渣，加入蜂蜡适量，搅拌至全熔，冷凝至 70℃左右，加入研细的冰片，搅拌均匀，装瓶。

体验活动

制作紫草软膏：

制作紫草软膏

材料	紫草 30 g、白芷 30 g、忍冬藤 30 g、冰片 0.6 g、麻油 500 g、蜂蜡（250 g），研钵、炒锅、玻璃瓶
药材功效	
基质类型及作用	
制作过程及要点	
制剂剂型及特点	
蜂蜡用量	（蜂蜡的用量根据南北方的气候、季节、气温决定，以适度为宜。）
实践评价	展示自己的实践成果（颜色、软硬度）：

信 息 窗

软膏剂——复方红花糊剂

糊剂为一种含多量粉末（25%～70%）药物的软膏剂，具有较高的稠度和吸水性，以及较低的油腻性，对皮肤起保护作用。糊剂的制法通常是将药物或药物浸膏等粉碎成细粉，加入适量黏合剂或湿润剂（制剂基质），搅拌均匀，调成糊状即得。

由红花、白芍、栀子三味中药材制成的复方红花糊剂有活血化瘀、清热消肿的功效，用于急性关节扭伤。使用时把复方红花糊剂敷于肿胀疼痛最明显的部位，然后用油纸及敷料包扎固定。用药量根据损伤的部位及范围而定，敷药 24 小时后除去，根据病情可重复使用。复方红花糊剂的制法是将红花、白芍和栀子三味中药材研为细末，用鸡蛋清调成糊状（以不淌为宜）即可。

体验活动

制作复方红花糊剂：

制作复方红花糊剂

材料	红花、白芍、栀子各 10 g，鸡蛋、研钵、密封玻璃瓶
药材功效	
基质类型及作用	
制作过程及要点	
制剂剂型及特点	
鸡蛋清用量	
实践评价	展示实践成果（颜色、黏稠度）：

🎓 课后天地

1. 软膏剂不仅在中国应用很早，在国外应用也较早，近代在基质与制法等方面有了较快发展。查阅文献，找出古代用这种剂型治病疗伤的文字记载。

2. 清代名医徐洄溪曾有过一段阐明外用膏剂治病疗伤机理的论述："用膏贴之，闭塞其气，使药性从毛孔而入其腠理，通经贯络，或提而出之，或攻而散之，较之服药尤有力，此至妙之法也。"你认为软膏剂涂抹在皮肤上会妨碍皮肤的正常生理代谢功能吗？如何解释名医徐洄溪的这段话？

主题五 中药制剂——香剂

探索空间

日常饮食中，菜肴诱人的香味往往会让我们胃口大开，食欲大增。菜肴的香气来自烹饪时我们放入的辛香料，如生姜、蒜、葱、辣椒等。辛香料有不同的性味，烹饪时要选择性加入，才能与不同的食材融合后发出独特的菜肴香味。例如，烹饪河鱼、猪肉时，我们会放入不同的辛香料，以去除河鱼或猪肉的腥气。下列哪些辛香料适合烹饪河鱼？哪些适宜烹饪猪肉？

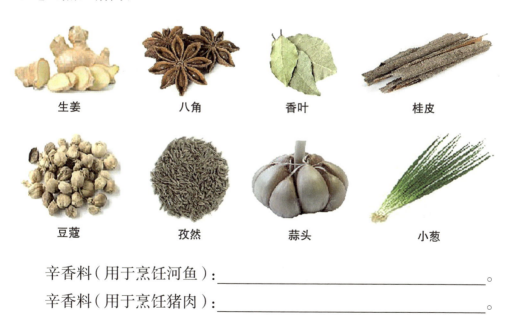

生姜　　　　　八角　　　　　香叶　　　　　桂皮

豆蔻　　　　　孜然　　　　　蒜头　　　　　小葱

辛香料（用于烹饪河鱼）：_____。

辛香料（用于烹饪猪肉）：_____。

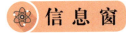

信息窗

气体制剂——香剂

香剂是气体制剂的类型之一。气体制剂创始时间很早，在两千多年前的春秋战国时期，我们的祖先已懂得用药熏杀虫；到了唐末宋初，民间把艾绒搓成绳状，作为简易蚊香用于熏杀蚊虫，并普遍使用，这是最早的烟熏剂。气体制剂的特点是药物可直接达到作用部位或吸收部位，见效比较快。气体制剂的类型有气雾剂、气压制剂、烟剂、烟熏剂及香剂等。

香剂是按照中医药理论配伍，将中药材装入布袋中，敷于患处或接触机体的制剂。香剂中的药物有挥发性，以分子状态分散在空气中，这些挥发性成分被机体吸入或刺激表皮穴位后能起到调节气机、疏通经络及增强机体免疫功能的作用，从而达到外用内治的目的。香剂的处方以中药材为主，一般不含任何附加剂。按照使用部位，香剂的种类有药枕香剂、保健床褥香剂、护背香剂、护腹和护肩香剂等，还有悬挂室内或携带身上，具有预防疾病功效的香袋。

体验活动

下列制剂中哪些是气体制剂？哪些是香剂？

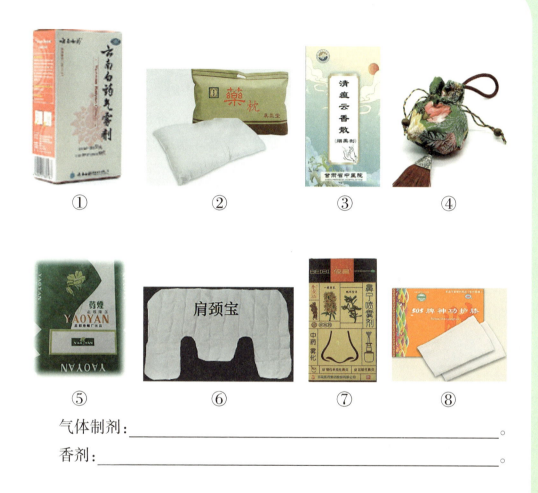

① ② ③ ④

⑤ ⑥ ⑦ ⑧

气体制剂：_____。

香剂：_____。

⚛ 信 息 窗

香剂——香袋

香袋是一种古老的中药剂型，又叫香囊、香包、荷包，小巧精致，香袋上的图案美观鲜艳，袋内一般填充有芳香开窍的中药材，如白芷、丁香、细辛、川芎、佩兰等，既清香又驱虫、避瘟、防病。在我国几千年的历史发展过程中，曾发生过多起瘟疫，并留下用香袋制剂防疫的记载。比如，唐代孙思邈《备急千金要方》记载的"太乙流金散"辟温（瘟）处方，就是用佩戴香囊的方法来预防瘟疫；《圣济总录卷三十三伤寒门》中的"流金散方"和"雄黄丸方"也是用佩戴香囊来施药以达到"辟瘟疫令不相传染"。

芳香气味有鼓舞正气、清气开窍、疏风解表散邪的功效，古人早在很久之前的汉代就用芳香药物来辟秽治病。马王堆一号汉墓出土的遣册中就有4件"薰囊"，并且装有不同成分的芳香性药材；有记载东汉末年著名医学家华佗将木香、丁香等芳香性药材制成香包，放进屋内，用于治疗呕吐、腹泻以及其他疾病。

体验活动

芳香性中药材之所以能散发特有的香味，是因为药材中含有挥发性油成分，不同的芳香性药材含有的挥发性成分不同，所以产生的疗效也有所不同。以下药材具有哪种功效？

陈皮、白术、生姜、藿香、辛夷、木香、沉香、艾叶、金银花

健脾和胃：＿＿＿＿＿＿＿＿＿＿＿＿＿＿＿＿。

散风驱寒：＿＿＿＿＿＿＿＿＿＿＿＿＿＿＿＿。

理气止痛：＿＿＿＿＿＿＿＿＿＿＿＿＿＿＿＿。

抗菌消炎、抗病毒：＿＿＿＿＿＿＿＿＿＿＿＿。

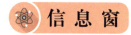 **信 息 窗**

香袋与传统节日

中医药文化与我们的日常生活密切相关,我国传统节日中也体现有中医药文化元素。每年端午节除了举办划龙舟活动,包粽子等,还会在门上挂菖蒲,插艾叶,戴香囊;端午节与纪念诗人屈原有关,为什么会佩戴香囊、挂菖蒲和插艾叶呢?原来屈原故里是湖北省秭归县,在每年端午节(农历五月初五)时呈现长江流域气候潮湿炎热的特点,这个时段也正值春夏节气转化之际,蛇鼠开始出动,蝇虫也多了起来,为预防疫病,保持身体康健,就有了具有保健意义的戴香囊和悬挂艾叶、菖蒲的习俗。这些芳香性药材挥发的特有香味能杀除病菌、驱赶蛇虫,不但减少了疾病的传染,还能起到宁心、清爽神志的作用。

体验活动

香袋的制作工艺并不复杂,主要有两个步骤:一是药材的精选与处理,将药材粉碎成细粉;二是选用合适的包装物料,物料一般为棉布。

1. 制作香袋

以下为具有不同功效的两种香袋处方,可以选择一种进行实践制作。

处方1:

原料:高良姜150 g、佩兰50 g、桂皮50 g、冰片16 g。

功效:佩戴在胸前,预防感冒。

提示：冰片单独粉碎，再与其他粉碎后的药材混合均匀，装入棉布袋内；每袋总药量为3克。

处方2：

原料：艾叶1.5 g、白芷1.5 g、薄荷1.5 g、藿香1.5 g、金银花1.5 g。

功效：随身携带，驱蚊。

提示：药材混合后进行初研、细研，药材细粉或粗颗粒先装入透气的内袋，绑紧后再放入外囊。为保证药效，内袋囊心（中药材）两周更换一次。

制作香囊

材料	
药材功效	
制作过程及要点	
制剂剂型及特点	
制剂功效	
实践评价	展示实践成果：
思考回答	香袋中的药材为什么需要粉碎成细粉？包装物料为什么一般用棉布？

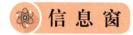 **信 息 窗**

香剂——药枕

药枕在我国民间应用的历史也很悠久，而且还备受历代医药学家、养生家的重视。药枕是指将装有药材的药物袋作枕芯或制作薄型药袋置于普通枕头上枕卧，用于治病、防病和保健。

中国古代很多医学典籍中都有关于药枕及药枕方的记载。例如，晋代葛洪《肘后备急方》记载将蒸煮好的豆子放入睡觉的枕头里可用于治疗失眠；唐代医药学家孙思邈的《千金要方》记载使用药枕治疗眼花、头颈酸痛等疾病均有一定疗效；元朝时期，药枕已被医药学家、养生家广泛应用；清代著名医药学家吴师机在所著的《理瀹骈文》中对药枕作了详尽的论述。近年来，药枕除了用于日常保健，多用于治疗一些常见疾病，如高血压、颈椎病、失眠、过敏性鼻炎等。

体验活动

药枕根据处方可分为单方药枕和复方药枕。单方药枕制作比较简单，仅使用一味药材如菊花、蚕沙、决明子等作填充物，即可发挥功效。复方药枕的处方是以中医药理论为基础，结合长期实践使用有一定效果的药物配伍而成。

试着按照下列处方制作一个养血安神，用于头昏、耳鸣、心悸、健忘、失眠等症的复方药枕。

处方：丹参、菟丝子、合欢皮、生地黄、首乌、女贞子、石菖蒲、五味子、珍珠母、远志、枣仁等量。

制作方法：准备一只 30 厘米 ×60 厘米大小的布袋，根据处方等量称取药材，粉碎成粗粉，装入布袋内，缝口；将布袋装入一般枕套内，四周充满棉花，套紧即可。

制作药枕

材料	
药材功效	
制剂功效	
制作过程及要点	
制剂剂型及特点	
药材总量	
实践评价	展示实践成果：

信 息 窗

香剂和烟熏剂

香剂和烟熏剂均属传统的气体制剂，民间流传甚广，都有悠久的应用历史。香剂的处方组成以中药材为主，一般不含任何附加剂。烟熏剂的处方中除了药材外，还会加入燃料、助燃剂、稀释剂、黏合剂等。

香剂是药材的挥发性成分被机体吸入或刺激表皮穴位而起到调节气机、疏通经络、增强机体免疫功能的作用；烟熏剂是利用药物燃烧后产生的烟雾杀虫、灭菌来预防疾病，也有用药材燃烧产生的温热刺激来治疗疾病的，如艾条。

艾条的药物成分为艾叶，艾叶有散寒止痛、温经止血的功效；其药用历史非常悠久，医学典籍《内经》有"针所不为，灸之所宜"的记载。人们很早就发现，点燃艾叶可以驱除蚊蝇，对人体穴位或患处近距离灼烧、熏烤，有预防或治疗疾病的作用，并把这种治疗方法称为灸治法，且沿用至今。

体验活动

1. 香剂和烟熏剂药物处方中都会用到芳香性药材，这两类剂型中的芳香性药材是如何发挥药效的？

2. 手工制作艾条：取干燥艾叶，拣去杂质，筛去灰尘，捣碾成棉绒状，除去叶脉，即为艾绒。取长、宽各约 30 厘米的桑皮纸，铺上长宽各约 20 厘米的一层艾绒，把艾绒拍平或压平，用铁丝或竹针做轴，将桑皮纸的边缘向内折叠，由折叠的一边卷起，卷至接近边缘时，再接一张后卷紧，最后用胶水黏合，即成艾条。

制作艾条

材料	
药材来源及功效	

（续表）

制作过程及要点	
制剂剂型及特点	
艾绒用量	
实践评价	展示实践成果（紧实度、均匀度）：

课后天地

1. 香囊象征中国传统文化，除了作为中药制剂用于驱臭、治病，在古代，佩戴香囊还展现文人雅致生活的品位，是一种有情调的生活态度。查阅文献，收集香囊多种应用案例的相关资料。

2. 烟熏剂不但能灭虫、杀菌，还可以治疗、预防疾病，并且制作方法简单，使用也方便。但是，为什么随着医药科技的发展这种剂型的应用已越来越少？查阅相关资料，了解烟熏剂的优缺点，思考烟熏剂这一剂型未来的应用前景。

后记

　　本书编写得到上海中医药大学张彤教授、复旦大学药学院程志红教授的热心指导，得到闵行区青少年活动中心领导的支持，得到上海市药材有限公司的支持，同时得到闵行区科学技术委员会的出版资助，融合闵行区青少年活动中心生物与医药学生社团多年来开展的实践活动经验和上海市浦东新区青少年活动中心徐晔老师美术学生社团的积极实践参与，历经两年多时间倾力编著而成，在此表示衷心的感谢！如有不足之处，欢迎提出宝贵意见和建议。

图书在版编目（CIP）数据

小小神农实践手本 / 李慧丽著. — 上海：上海教育出版社，2023.5
ISBN 978-7-5720-2010-0

Ⅰ.①小… Ⅱ.①李… Ⅲ.①中草药－少儿读物 Ⅳ.①R28-49

中国国家版本馆CIP数据核字(2023)第085785号

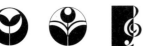

策　　划　徐建飞工作室
责任编辑　徐建飞　卢佳怡　章琢之
封面设计　金一哲

小小神农实践手本
李慧丽　著

―――――――――――――――――――――

出版发行 上海教育出版社有限公司
官　　网 www.seph.com.cn
地　　址 上海市闵行区号景路159弄C座
邮　　编 201101
印　　刷 上海普顺印刷包装有限公司
开　　本 700×1000　1/16　印张 10.5
字　　数 125 千字
版　　次 2023年11月第1版
印　　次 2023年11月第1次印刷
书　　号 ISBN 978-7-5720-2010-0/G·1804
定　　价 88.00 元

―――――――――――――――――――――

如发现质量问题，读者可向本社调换　电话：021-64373213